DES INDICATIONS PARTICULIÈRES

DES EAUX

DE

CÉSAR ET DES ESPAGNOLS

A CAUTERETS (Hautes-Pyrénées)

PAR

LE DOCTEUR C. MOINET

MÉDECIN CONSULTANT AUX EAUX DE CAUTERETS

Ancien médecin major de la marine,
Membre titulaire de la Société d'Anthropologie de Paris,
de l'Association médicale de Cauterets, etc.,
Chevalier de la Légion d'honneur, etc.

PRIX : 1 Franc.

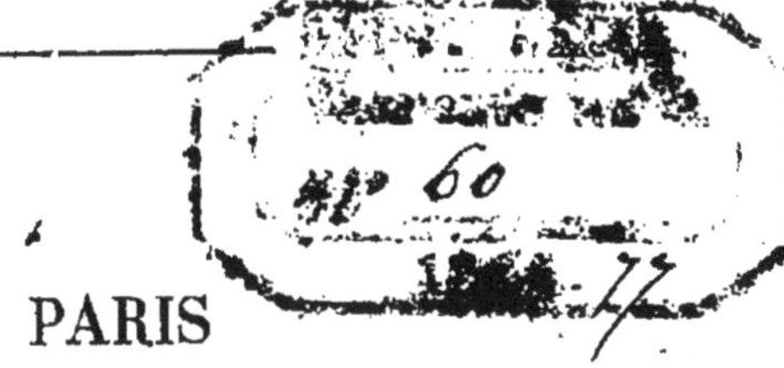

PARIS

G. MASSON, ÉDITEUR

Libraire de l'Académie de Médecine, 17, place de l'École de médecine.

1877

DES EAUX

DE

CÉSAR ET DES ESPAGNOLS

CAUTERETS (Hautes-Pyrénées).

OUVRAGES DU MÊME AUTEUR.

—

Du traumatisme chez l'Européen, dans les pays chauds, Montpellier, 1866, Boëhm et fils. S'adresser à l'auteur.

Des Eaux sulfureuses de Cauterets, 4ᵉ éditition, Paris 1873, chez G. MASSON.

Des indications particulières de l'eau de Mauhourat, Paris; 1874, chez G. MASSON.

Des indications particulières de l'eau de la Raillére, Paris, 1875, chez G. MASSON.

De la création d'une piscine publique à Rochefort, Rochefort, 1875, chez TRIAUD et GUY (épuisé).

Des Caisses d'épargne scolaires, Rochefort, 1875, chez TRIAUD et GUY.

De l'organisation d'observatoires météorologiques dans la Charente-Inférieure, 1876, chez TRIAUD et GUY.

Rochefort. — Imp. TRIAUD et GUY, rue des Fonderies, 72.

DES INDICATIONS PARTICULIÈRES

DES EAUX

DE

CÉSAR ET DES ESPAGNOLS

A CAUTERETS (Hautes-Pyrénées)

PAR

LE DOCTEUR C. MOINET

MÉDECIN CONSULTANT AUX EAUX DE CAUTERETS

Ancien médecin major de la marine,
Membre titulaire de la Société d'Anthropologie de Paris,
De l'Association médicale de Cauterets, etc.,
Chevalier de la Légion d'honneur, etc.

PRIX : 1 Franc.

PARIS

G. MASSON, ÉDITEUR

Libraire de l'Académie de Médecine, 17, place de l'École de médecine.

1877

AVANT PROPOS

Tous les médecins savent quelles affections peuvent être traitées par les eaux minérales en général, mais tous ne sont pas également fixés sur celles que l'on peut traiter le plus avantageusement dans chaque station. Cela n'a rien d'étonnant, si l'on songe que les médecins hydropathes eux-mêmes ne sont pas encore parvenus à formuler d'une manière bien nette à quelle source de leur propre station ressortit telle ou telle maladie chronique, et, dans un même genre de maladie, telle ou telle nuance particulière. La médecine thermale n'est pas arrivée à ce degré de précision, malgré le grand nombre d'observations cliniques et les raisonnements spéculatifs de nos devanciers du XVIIIme siècle.

Il importe donc de donner à cette branche de l'art une nouvelle impulsion, afin de lui fournir cette précision qui lui manque et qu'on est en droit de lui demander, à une époque où les sciences physiques et naturelles, marchant de perfectionnements en perfectionnements, peuvent lui fournir des éléments qui, jusqu'à ces vingt dernières années, lui avaient fait presque complètement défaut. Déjà, de nombreuses analyses chimiques, faites avec le plus grand soin, ont ouvert aux médecins des stations thermales des horizons nouveaux et leur ont permis de réaliser certains progrès dans le traitement hydro-minéral. En ce moment même, la plupart d'entre eux, se livrent aux recherches les plus actives et brûlent de marquer dans cette voie de nouvelles étapes.

Nous ne leur marchandons pas nos éloges et nous tâchons de mettre notre activité à la hauteur de celle qui les pousse. Seulement, nous les engageons à ne pas trop faire de théories de prime-saut, à ne pas conclure immédiatement de la composition d'une eau que telle maladie en est tributaire absolue, ainsi que l'ont fait quelques-uns d'entre nous, le petit nombre heureusement ; nous souhaitons plutôt que nos confrères se tiennent dans les strictes limites de la méthode expérimentale et ne s'aventurent à dogmatiser que lorsqu'ils pourront prouver que la pratique justifie leur idée personnelle.

Le public médical français, notre grand public à nous, nous jugeant à l'œuvre, saura récompenser nos efforts et notre sincérité en continuant à nos stations thermales la faveur croissante dont elles jouissent depuis quelque temps.

Pour ce qui regarde le riche bassin de Cauterets, nous devons dire que cette faveur lui est prodiguée, surtout depuis quelques années, non-seulement parce que le corps médical y est actif, mais encore parce que la compagnie fermière des eaux n'épargne rien pour y réunir tous les avantages que l'on peut retirer de l'hydrothérapie par l'eau naturelle et par les eaux minérales.

Convaincu personnellement que les travaux des médecins de Cauterets doivent tendre à spécialiser, à préciser de plus en plus étroitement les indications de nos différentes sources, nous avons l'intention de faire sur chacune d'elles une monographie, dans laquelle nous ferons connaître les résultats que nous avons retirés, dans notre pratique, de leur emploi isolé ou combiné.

Après avoir écrit un ouvrage d'ensemble sur les

eaux et les établissements de la station, nous avons consacré successivement notre attention et notre travail aux importantes sources de Mauhourat et de la Raillère. Cette année, nous allons étudier les eaux de César et des Espagnols, qui sourdent l'une à côté de l'autre et dont nous avons appris à connaître les précieuses qualités dans une pratique déjà longue à Cauterets,

PREMIÈRE PARTIE.

CONSIDÉRATIONS GÉNÉRALES.

I

ORIGINE ET DISTRIBUTION DES SOURCES DE CÉSAR ET DES ESPAGNOLS.

Lès sources dont nous parlons appartiennent au groupe de l'Est. Elles sont captées sur le flanc de la montagne appelée Pic des Bains ou Peyreüte. On doit distinguer la source de César, la source des Espagnols et la sulfureuse nouvelle.

La source de César est formée de trois filets réunis en un seul griffon. Son captage, qui se trouve à cent et quelques mètres au-dessus des Cauterets, est fait dans les meilleures conditions possiblès ; le griffon est recouvert d'une travail en maçonnerie et par suite l'eau minérale, complétement à l'abri de l'air, conserve toutes ses qualités d'origine.

L'eau de César alimente la buvette du Vieux-César, l'établissement de Pauze-Nouveau, enfin la partie septentrionale de l'établissement des Thermes.

L'eau des Espagnols est captée dans une galerie distincte de celle de César et creusée au-dessous

de celle-ci, derrière l'établissement de Pauze-Vieux.
Elle alimente la partie méridionale de l'établissement des Thermes.

Près du griffon des Espagnols, sourd l'eau de
Pauze-Vieux.

Enfin la sulfureuse nouvelle, découverte il y a
environ quarante ans, coule à l'entrée de la galerie qui contient les conduites de Pauze-Vieux et
des Espagnols.

Buvette de César ou César-Vieux.

Cette buvette est la plus rapprochée des griffons
de César et, malgré cette proximité, l'eau qui l'alimente n'a pas une sulfuration sensiblement supérieure à celle de l'eau de la même source à l'établissement des Thermes.

On voyait encore, il y a quelques années, aux
abords de cette buvette et tout près de l'endroit où
fut érigée la première chapelle de Cauterets, alors
composé de quelques chétives maisons bâties autour des sources, des vestiges de constructions anciennes, des traces de murs et une niche cintrée,
au milieu de laquelle débouchait un tuyau.

Plus bas et un peu à droite, sont les restes du
premier établissement de Pauze-Vieux, jadis ap-
pelé la Cabane des Pères. Naguère encore, bon
nombre de malades, amis de l'antique tradition,
allaient boire à cet endroit.

Les eaux de César, accrues par les fouilles exé-
cutées avec une rare intelligence par M. l'ingénieur
François et captées avec le plus grand soin dans
des galeries souterraines, étaient autrefois divisées
en trois filets, comme nous l'avons énoncé plus

haut : l'un réservé à l'exportation et aux buvettes dont il vient d'être question ; un autre, alimentant la moitié gauche de l'établissement actuel de Pauze-Vieux ; le troisième, conduit aux Thermes dans Cauterets. Depuis la saison de 1857, Pauze-Vieux n'est plus alimenté que par la source dont il porte le nom, et l'eau de César qu'on y employait a été ajoutée à la portion primitivement affectée aux Thermes pour suffire à l'énorme clientèle de cet établissement.

Etablissement de Pauze-Nouveau.

Quoique d'une apparence moins flatteuse que Pauze-Vieux, à gauche et un peu au-dessus duquel il est situé, Pauze-Nouveau n'est pas moins fréquenté et renommé, à cause de quelques propriétés spéciales dont nous parlerons plus tard. Il est d'ailleurs tenu avec le plus grand soin et les moyens de traitement y sont perfectionnés chaque année.

Cet établissement fut construit une première fois en 1816, mais par une inconcevable légèreté, l'édifice fut placé sur un plan plus élevé que le point d'émergence de l'eau, de sorte qu'il fallut établir une machine pour élever celle-ci et la conduire au lieu d'emploi, ce qui ne se faisait pas sans une notable altération. Aussi dut-on se décider à réparer cette faute, et en 1843 on fit la construction actuelle ; cette modification donne aux douches une chûte suffisante et toute la puissance d'action désirable.

On pénètre par un grand vestibule dans une longue galerie largement éclairée, sur laquelle s'ouvrent les cabinets. Ceux-ci sont un peu sombres, mais très-propres et commodes, pourvus de baignofres en marbre. Ils sont au nombre de dix. On trouve aussi dans le bâtimentt une buvette et deux cabinets de douche précédés d'un vestiaire.

Enfin il existe une grotte dans laquelle les malades vont se livrer au humage. L'appareil de humage est des plus embryonnaires et présente des inconvénients. La distance qui sépare l'établissement de la place des Thermes est de 1,000 mètres en passant par la rue de Pauze et de 1500 mètres en passant par la rue de la Raillère et la grande route. Le chemin est très-pénible par ces deux voies, car il existe une différence d'altitude de cent vingt mètres entre les deux points dont nous parlons, et les rampes, qui se développent sur un espace très-restreint, sont très-rapides.

Quant à l'appareil, il était autrefois installé si près de terre que les malades se voyaient obligés de s'accroupir ou de se mettre à genoux, afin de pouvoir humer les vapeurs sulfureuses émanant du tuyau de conduite. Le cours d'eau qui l'alimente émergeait de l'aqueduc de César par une pente douce et ne rencontrait sur son passage aucun obstacle; cette double disposition se trouvait insuffisante pour amener une complète division du liquide et par suite la production d'une vapeur abondante.

La compagnie, se rendant aux observatious du corps médical, et comprenant qu'il était urgent d'apporter des modifications à un appareil aussi défectueux, a tenté de remédier aux inconvénients que nous venons d'indiquer.

Mais ces modifications, tout en constituant un progrès sur l'ancien état de choses, sont loin d'être suffisantes. On a percé le tuyau conducteur d'une foule de petits pertuis qui laissent échapper des jets d'eau filiformes, lesquels viennent frapper contre des écrans et produisent par poudroiement de la vapeur sulfureuse. Une maçonnerie, en forme de prisme rectangulaire allongé dans le sens horizontal, enveloppe le système. La table supérieure de cette construction enveloppante est percée de quatre trous, auxquels sont adaptés autant de tubes, par l'ouverture desquels les malades viennent humer.

Voici, en quelques mots, les reproches que l'on peut faire à cette nouvelle disposition ; la vapeur sulfureuse n'est pas assez abondante, elle se condense trop vite sur les parois du rêvetement en maçonnerie ; par suite elle n'arrive pas en quantité suffisante à la bouche du malade, qui se trouve alors dans la nécessité de faire des aspirations fatigantes. La position des tubes par lesquels on hume est gênante même pour les personnes de grande taille ; aucun embout portatif n'est prêté ou vendu aux baigneurs, enfin l'air et la vapeur sulfureuse qu'on vient de respirer sont continuellement refoulés dans l'intérieur, et par suite respirés à nouveau.

L'appareil, quoique amélioré, ne répond donc qu'imparfaitement aux vues des médecins ; heureusement le humage est un peu mieux organisé à l'établissement des Thermes, comme nous le verrons plus loin. Si imparfaite que soit l'installation de Pauze-Nouveau, elle rend pourtant de grands services.

Etablissement de César et des Espagnols, ou les Thermes.

Le grand établissement des Thermes, situé au centre même de Cauterets, reçoit les eaux de César et des Espagnols.

Ces eaux sont descendues dans des conduits séparés, renfermés eux-mêmes dans l'aqueduc en pierres recouvert d'ardoises qui part du pied de la terrasse de Pauze.

Cette question de la descente des eaux fut longtemps agitée, car si leur haute température permettait de tenter cette descente en vue de les mettre plus à la portée des baigneurs, on devait craindre d'autre part, malgré les précautions prises pour une telle opération, que leur composition et par suite leurs effets n'en fussent fâcheusement modifiés. L'expérience pouvant seule trancher la question, on se décida en 1834 à faire un essai sur les eaux des Espagnols. On construisit alors, à peu près dans l'endroit occupé aujourd'hui par l'établissement, des barraques en planches, munies d'une dizaine de baignoires, qui fonctionnèrent pendant près de dix ans. L'expérience justifia complètement la mesure. Aussi, dès 1840, entreprit-on la construction des Thermes actuels, qui furent terminés en 1844, et l'on adjoignit alors à la source des Espagnols, qui avait servi à l'expérience, une partie de celle de César. Celle-ci s'est augmentée de la *Sulfureuse nouvelle.*

L'édifice a un aspect assez imposant : le fronton triangulaire est soutenu par de fortes colonnes de marbre ; un large escalier, également de marbre, mène, en se dédoublant à droite et à gauche, sous deux spacieuses et larges galeries, adossées l'une à l'autre et communiquant entre elles entre les deux volées de l'escalier. La galerie de droite est affectée à la source des Espagnols, celle de gauche à la source de César. Chacune d'elles présente à l'entrée un pavillon destiné, à gauche au chauffage du linge, à droite aux usages du médecin inspecteur ; elles sont limitées toutes deux sur les côtés par dix cabinets de bains, dont cinq contiennent des petites douches ; au fond, on rencontre des cabinets pour bains de pieds et grandes douches.

Les douches offrent une force de percussion graduée à volonté, mais qui peut atteindre une puissance qu'on ne trouve dans aucune autre station, à cause de la distance de cent mètres qui sépare en hauteur l'émergence de la source et l'établissement. Pour le moment, on n'emploie qu'une pression de douze mètres environ, mais on pourra l'augmenter quand on voudra.

On a, dans ces dernières années, apporté de grandes améliorations à ces appareils de douches. Le grand appareil, tout à fait neuf de chaque côté, est pourvu d'un mélangeur et d'un thermomètre fixe, grâce auxquels on peut donner à l'eau une température parfaitement réglée, selon les indications du médecin consultant.

Chaque cabinet contient une douche de plafond, au conduit de laquelle peuvent s'adapter des embouts de forme variable ; il est pourvu également de deux grandes douches jumelles, dont l'une laisse passer l'eau sulfureuse chaude ou tempérée, et l'autre l'eau sulfureuse refroidie, l'orsqu'une douche écossaise, c'est-à-dire alternativement chaude et froide, est prescrite, on se sert à la fois de ces deux tuyaux.

L'adossement des deux galeries est surmonté par un étage intérieur dans lequel sont la salle de humage et la salle de pulvérisation pour les dames; on y monte par un élégant escalier à deux volées, sous lequel est installée la buvette.

La salle de pulvérisation pour les hommes se trouve au-dessus du séchoir, à l'entrée de la galerie de César.

On prend les gargarismes en face de la buvette.

Des réservoirs parfaitement disposés dans les combles et autour de l'édifice et destinés à contenir les eaux thermales maintenues à leur température par un écoulement constant, ces mêmes eaux refroidies et enfin de l'eau froide ordinaire, fournissent à tous les besoins par des tuyaux appropriés.

Comme on le voit, tout avait été combiné de manière à rendre aussi complets que possible les divers modes d'administration des eaux et à donner à leur application la plus grande perfection.

Mais, à l'époque où cet établissement a été construit et aménagé, les progrès de l'hydrothérapie thermale n'étaient pas aussi avancés qu'aujourd'hui et les malades n'arrivaient pas aussi nombreux dans la station de Cauterets. Déjà, depuis quelques années, certaines améliorations ont été réalisées par la Compagnie, sur la demande de l'Association médicale ; mais il reste encore à faire quelques modifications sérieuses pour que les Thermes de César et des Espagnols deviennent un établissement complet et irréprochable.

Les cabinets des grandes douches sont trop bas

dè voûte, par suite ils manquent d'air et de lumière, leur nombre est d'ailleurs insuffisant pour satisfaire, dans le fort de la saison, la clientèle qu'y envoient les médecins.

Les petites douches se donnent dans les cabinets de bains qui, par leur adossement, constituent le rez-de-chaussée de la construction intérieure médiane. Il en résulte une perte de temps pour des malades et une perte d'argent pour la Compagnie. Si les petites douches étaient données dans les cabines spéciales, les personnes qui veulent prendre une douche non précédée ou suivie de bain seraient servies beaucoup plus tôt, l'encombrement serait évité et les recettes de l'administration en seraient augmentées.

Autrefois, ces cabinets du centre n'avaient pas de déshabilloir. Quand on avait pris le bain et la douche réunis, on y était suffoqué. L'Association médicale demanda, le 13 septembre 1872, que l'on contruisît des cabines supplémentaires, afin que les malades pussent se livrer plus commodément aux soins de leur toilette. Cette amélioration fut réalisée dès l'année suivante.

Les compartiments où se prennent les bains de pieds et les bains de jambes à eau courante présentent quelques inconvénients : ils sont trop exigus et trop bas, les cuves à eaux sont trop rapprochées les unes des autres. Lorsque toutes les places sont occupées, l'accumulation des personnes, la chaleur de l'eau, les vapeurs tièdes qu'elle dégage produisent une température désagréable ; pour y remédier, on se voit obligé d'ouvrir les fenêtres, et alors il se produit des courants d'air. Dans le premier cas, les malades, congestionnés, transpirent et, quand ils sortent, ils sont saisis par la température plus fraîche du dehors ; dans le second cas, ils peuvent s'emrhumer immédiatement. Dans une station comme la nôtre, où viennent justement beaucoup de baigneurs atteints de maladies respiratoires et par conséquent tributaires des bains de pieds à eau courante, les inconvénients que nous signalons devraient disparaître.

En 1872 et en 1873, notre Association a demandé que l'on construise, de chaque côté de l'établissement, un appendice où l'on puisse administrer les grandes douches, ainsi que les bains de pieds et les douches à petite pression, suivies ou précédées d'un bain. Jusqu'ici, ce vœu n'a pas été réalisé, pour diverses raisons qui ont une valeur sérieuse ; d'abord le prix élevé de la construction, puis la démolition ou le percement des murs de l'établissement, enfin le déblaiement considérable des terrains en pente qui bordent les Thermes à droite et à gauche (1).

Si la compagnie pouvait faire l'acquisition de l'ancien établissement de Bruzaud, situé à une cinquantaine de mètres des Thermes, cette question serait certainement et bientôt résolue

Nous avons un autre reproche à faire à l'établissement de César et des Espagnols. Les réservoirs sont insuffisants. Il est arrivé, rarement il est vrai, qu'à la fin de la journée, les douches et les bains ont dû être interrompus, parce que l'eau

---

(1) Au moment de mettre sous presse, M. le directeur de la Compagnie des eaux nous informe que douze places pour bains de pieds viennent d'être installées en dehors de l'établissement, tout près des salles de pulvérisation des hommes ; on s'y rend en passant par la porte du séchoir. Les anciennes places sont conservées. C'est là un progrès dont on doit féliciter la Compagnie.

manquait. Pour faire disparaître cet inconvénient, il suffirait de construire un réservoir supplémentaire ou d'agrandir un de ceux qui existent déjà.

Les salles de pulvérisation sont trop petites et ne contiennent pas assez d'appareils. Souvent les malades se plaignent d'avoir attendu leur tour pendant plusieurs heures.

Si l'on construit jamais un local nouveau pour les douches et les bains de pieds, on fera bien de surmonter le rez-de-chaussée d'un étage, afin d'y transporter les salles de pulvérisation.

Les appareils des salles actuelles de pulvérisation sont heureusement conditionnés. Le malade, préalablement revêtu d'un costume en toile cirée, est assis devant une table de marbre, par l'ouverture de laquelles s'échappe l'eau au fur et à mesure qu'elle est pulvérisée. Le pulvérisateur peut être dirigé dans tous les sens et s'accommoder à la position que l'on juge le moins fatigante.

Parlons maintenant de la salle de humage. Autrefois, c'était tout simplement une salle d'inhalation, dans laquelle on séjournait plus ou moins longtemps, pour respirer tout naturellement et sans aucun effort les vapeurs qu'exale l'eau de l'établissement. L'installation en était d'ailleurs très-mauvaise ; un jet d'eau, émergeant du milieu d'un petit bassin, venait frapper avec force la partie intérieure d'un vaste tambour métallique. L'eau ainsi projetée était réduite en poussière et cette poussière, retombant dans le bassin, s'échappait au dehors par une ouverture spéciale. La vapeur sulfureuse produite était peu abondante, mais la vaste salle était remplie d'une humidité chaude qui imprégnait les vêtements ; quand on sortait de cette atmosphère, on était saisi par la fraîche températuro de l'air extérieur et l'on se trouvait exposé à toutes les conséquences des refroidissements subits.

Telle qu'elle était installée à cette époque, la salle de humage était complètement abandonnée : les médecins n'osaient y envoyer personne, à cause du danger auquel elle exposait les baigneurs et en même temps parce que les principes sulfureux développés par le poudroiement étaient insuffisants.

L'Association médicale proposa à diverses reprises, et notamment en 1872, de substituer le humage à l'inhalation et de construire l'appareil suivant : une tige verticale, fixée à la fois à la voûte de la salle et au fond d'un bassin de marbre, eût traversé et maintenu dans un plan horizontal trois disques d'inégale grandeur, disposés par ordre décroissant de bas en haut et percés de trous nombreux. Une colonne d'eau, à forte pression, arrivant par la partie centrale de la voûte, eût tombé successivement sur et à travers ces trois disques. Cette eau, ainsi projeté, se serait violemment et parfaitement pulvérisée ; il serait résulté d'un pareil poudroiement une production abondante de vapeur sulfureuse.

L'appareil eût été enveloppé par un vaste cylindre en tôle ou en maçonnerie, autour duquel on eût pratiqué des ouvertures ; à ces ouvertures eussent été fixés des tubes d'aspiration, disposés de telle sorte que des personnes de taille différente pussent, étant assises, humer la vapeur sans cesse renouvelée. Des embouts, fournis par la compagnie ou par le commerce et contenant une soupape qui permît de faire passer dans l'atmosphère les produits de l'expiration des malades, devaient être adaptés à l'extrémité libre des tubes d'aspiration

Enfin l'eau provenant de la condensation de la vapeur aurait rejoint, par un pertuis pratiqué au fond du bassin, les canaux de vidange de l'établissement.

Tel était le plan proposé par l'Association médicale. Il présentait les avantages suivants : la salle ne devait plus être aussi humide, les malades n'étaient plus exposés à contracter des bronchites en descendant dans les galeries des Thermes ; l'embout portatif leur permettait d'éviter certaines affections contagieuses dont la bouche est le siége ; ils n'étaient pas exposés, grâce au système des soupapes de l'embout, à absorber l'air expiré par leurs voisins.

Ce projet était appuyé par la majorité des médecins de Cauterets. A l'établissement de Pauze-Nouveau, il existe bien une grotte où quatre personnes peuvent se livrer en même temps à l'opération du humage ; mais cette installation est très primitive et très-défectueuse, et il faut faire une ascension assez longue et assez pénible pour gagner l'établissement. Nous y envoyions nos malades parce qu'il n'y avait pas d'autre appareil de humage à Cauterets. Sur nos demandes pressantes, la Compagnie a bien voulu étudier le projet que nous lui présentions. Nous ne tenions pas aux détails de l'exécution, mais nous insistions pour que les améliorations demandées fussent réalisées.

Un de nos plus habiles fabricants de chirurgie, M. Matthieu, se conformant aux idées du corps médical, présenta un plan très-ingénieux à la Compagnie. Ni le plan de cet honorable industriel, ni celui de l'Association médicale ne furent acceptés. Voici les dispositions qu'a prises M. le Directeur des établissements.

L'appareil est formé de trois tubes enfermés les uns dans les autres, qui courent horizontalement autour de la salle. Le tube du centre, d'un assez petit calibre, est parcouru par une nappe d'eau sulfureuse, accélérée par une forte pression. Sa surface est percée de nombreux pertuis par lesquels l'eau est projetée avec force sur la paroi interne du second tube. Cette eau se trouve pulvérisée et dégage de la vapeur sulfureuse en même temps que de la vapeur d'eau. Le troisième tube, qui enveloppe les deux autres, est constamment traversé par un courant d'eau minérale chaude, qui empêche la condensation des vapeurs contenues dans le précédent.

Des conduits, adaptés au tube intermédiaire (où se trouve la vapeur qui doit être humée), communiquent avec l'extérieur. Les malades font leurs aspirations par ces conduits, soit avec une embouchure en verre, soit avec une ingénieuse embouchure métallique, imaginée par M. Matthieu, qui embrasse à la fois la bouche et le nez et qui est munie d'une soupape double. Ce jeu de soupapes facilite les mouvements d'aspiration et d'expiration et permet de rejeter au dehors l'air et la vapeur qui viennent d'être utilisés.

Cette organisation a un grave défaut, que nous avons déjà signalé pour l'établissement de Pauze-Nouveau : les malades aspirent tous la même vapeur, puisqu'elle provient d'un tube non cloisonné. Or, quand ils font le humage avec les simples embouchures en verre, les produits de l'expiration rentrent dans l'atmosphère intérieure, destinée à tous, et en altèrent la pureté. Si tous les conduits avaient un embout à double soupape, cet inconvénient serait bien atténué, mais il ne disparaîtrait pas entièrement, car il arrive que les soupapes ne fonctionnent pas toujours bien.

M. le directeur des établissements a compris qu'il était nécessaire d'essayer d'autres combinaisons. En voici une qui est très-pratique et qui est très-satisfaisante. Un jet d'eau vient se briser sur une plaque placée au centre d'une caisse métallique, et l'eau pulvérisée remplit de vapeurs chaudes ce compartiment, qui est parfaitement isolé des compartiments voisins. L'air pénètre dans le milieu sulfuré par l'intermédiaire de trous pratiqués sur les parois de la caisse et, tout en facilitant l'aspiration des vapeurs, il fournit aux poumons l'oxigène nécessaire à la revivification du sang. L'embouchure à double soupape est adaptée au tube d'aspiration et elle empêche le humeur de vicier son atmosphère en faisant passer dans la salle les gaz impropres à la respiration.

Nous croyons savoir que cette ingénieuse installation sera appliquée à toute la salle de humage pour la saison de 1877.

II

QUALITÉS PHYSIQUES DES SOURCES.

Les caux de César et des Espagnols présentent des caractères généraux identiques. Elles appartiennent aux hydrosulfatées alcalines d'Anglada, aux sulfureuses naturelles de Fontan, aux sulfurées sodiques de Filhol. Elles sont limpides, incolores, plus ou moins onctueuses selon la source, d'une saveur un peu fade, franchement sulfureuse, et elles ont une odeur d'œufs couvis assez prononcée. Leur densité dépasse à peine celle de l'eau distillée. Elles laissent dégager aux griffons des bulles de gaz azote et d'acide sulfhydrique.

Elles ne blanchissent ni dans les réservoirs ni dans les baignoires. Elles ne déposent pas de soufre ; elles contiennent de la barégine en quantité assez faible, quand les tuyaux d'amenée sont parfaitement nettoyés.

Voici les températures qu'a relevées notre confrère, M. Duhourcau.

Eau de César. — Au premier regard pratiqué à l'entrée de la galerie, le thermomètre marquait par un jour de pluie, 47 degrés centigrades, plus 8 dizièmes. A quelques mètres plus loin, au robinet de puisement ou buvette du Vieux-César, la température avait baissé de 7 dizièmes.

A Pauze-Nouveau, la même eau n'avait plus que 45° 5 à la buvette, et 43° en moyenne dans les baignoires.

Aux Thermes, on trouve 45° à la buvette, 44° 8 au robinet des douches et dans les cuves à bains de pieds.

Source des Espagnols. — Au point d'émergence, M. Duhourcau a trouvé 46° 5 ; à la buvette des Thermes, 43° 7 ; au cabinet des douches, au robinet des baignoires et à la salle des bains de pieds, 43° 2 en moyenne.

Eau de la sulfureuse nouvelle. — 26° centigrades.

Quant au volume d'eau produit dans les 24 heures par ces diverses sources, il a été calculé que celle de César fournit 224,775 litres, celles des Espagnols 92,392, la sulfureuse nouvelle 11,160.

III

QUALITÉS CHIMIQUES.

D'après MM. Filhol et Réveil, les sources dont il est question, comme la plupart de celles que renferme Cauterets, contiennent les éléments suivants :

Des sulfures,
Des traces d'acide sulfhydrique,
Des sulfates,
Des traces de sulfite et d'hyposulfites,
Des chlorures,
Des traces d'iodure,
De l'acide silicique,
Des silicates solubles,
Des silicates insolubles,
Des carbonates,
Des phosphates,
Des sels solubles de chaux, de magnésie,
Des sels insolubles de chaux, de magnésie.
Des traces de fer, manganèse, cuivre, alumine, potasse,
De la matière organique,
De l'oxygène,
De l'azote.

Voici maintenant quelles sont les diverses combinaisons auxquelles donne lieu la présence de ces éléments, d'après le tableau de MM. Filhol et Réveil.

3

	CÉSAR	ESPAGNOLS
Sulfure de sodium................	0gr. 0239	0gr. 0231
Sulfure de fer................	0 0004	0 0005
Chlorure de sodium............	0 0718	0 0706
Chlorure de potassium	traces	traces
Carbonate de soude	traces	traces
Sulfate de soude............	0 0080	0 0089
Silicate de soude............	0 0656	0 0648
Silicate de chaux............	0 0451	0 0470
Silicate de magnésie...........	0 0007	0 0007
Phosphate de chaux...........	traces	traces
Phosphate de Magnésie.........	traces	traces
Borate de soude............	traces	traces
Iodure de potassium...........	traces	traces
Fluor................	traces	traces
Matières organiques...........	0 0450	0 0482
Gaz azote................	22 c c. 33	22 c. c. 30

Voici maintenant le résultat des essais sulfuro-métriques qui ont été faits par M. Buron, sur divers points du parcours suivi par l'eau de César et des Espagnols (Rapport de M. Patissier, 1851).

NOMS des SOURCES	SULFURE DE SODIUM dans un litre d'eau	LIEUX D'OBSERVATION	PERTE sur 100 part.
César........	0 gr. 0280	Sous la Galerie.	»
id.	0 0186	Au bassin d'arrivée à dix mètres du sol	33
id.	0 0179	A la Buvette.	37
id.	0 0174	A la Douche.	36
Espagnols ...	0 0223	A dix mètres du sol.	»
id........	0 0100	A la Buvette.	55
id........	0 0020	A la Douche.	91

Quoique la proportion des sels à réaction alcaline soit relativement assez considérable, ces eaux n'en laissent pas moins dégager un peu d'acide sulfhydrique, autrement dit, elles éprouvent un commencement d'altération entre leur point de départ et le lieu d'emploi.

M. Duhourcau a fait des essais sulfurométriques assez nombreux et très-soignés sur les eaux de César, des Espagnols, de Pauze-Nouveau et de la sulfureuse nouvelle. Voici les différents degrés de sulfuration qu'il a observés (1).

Eau de César. — Au premier regard de la conduite, à l'entrée de la galerie : 0 gr. 00947 de soufre ou 0 gr. 0231 de sulfure de sodium ; à la buvette de César-Vieux, même résultat. A la buvette de Pauze-Nouveau : 0 gr. 00867 de soufre ou 0 gr. 0211 de sulfure de sodium ; au robinet de la salle des bains n° 1 de Pauze-Nouveau : 0 gr. 0093 de sulfure de sodium. Aux Thermes, on trouve à à la buvette 0 gr. 00635 de soufre ou 0 gr. 0161 de sulfure ; dans la salle de pulvérisation, à l'appareil le plus rapproché du tuyau de descente, 0 gr. 0067 de soufre ou 0 gr. 0164 de sulfure.

L'eau d'un bain préparé à 35° avec un mélange d'eau de César et d'eau froide, puis ramenée à 20°, a donné 0 gr. 00297 de soufre ou 0 gr. 0072 de sulfure de sodium par litre. En estimant le volume du bain à 250 ou 300 litres, le poids du sulfure contenu dans ce bain est, d'après notre confrère, de 1 gr. 80 ou 2 gr. au plus.

---

(1) Les chiffres indiqués par M. Duhourcau se rapportent tous à un litre d'eau minérale. (La sulfurométrie, appliquée aux sources de Cauterets, par le docteur Duhourcau, Paris, Adrien Delahaye, 1876).

Eau des Espagnols. — Au point d'émergence, 0 gr. 00856 de soufre, ou 0 gr. 0209 du sulfure ; à la buvette des Thermes, 0 gr. 00650 de soufre ou 0 gr. 0158 de sulfure. Un bain préparé à 35° avec l'eau des Espagnols et de l'eau froide, puis ramené à 20°, a donné 0 gr. 0072 de sulfure de sodium par litre.

Par ces chiffres, on peut voir que les bains de César et des Espagnols présentent une sulfuration à peu près égale, que l'eau de César est plus sulfureuse à la buvette de Pauze-Nouveau qu'à celle des Thermes, que l'eau de César à la buvette des Thermes est plus sulfureuse que celle des Espagnols au même endroit. Il résulte de ces différences des indications variées dont nous parlerons dans un autre chapitre.

Quant à la sulfureuse nouvelle, elle a une sulfuration insignifiante et très-variable, grâce à l'eau d'infiltration ou à l'eau de pluie qui pénètrent dans la conduite ; cette source se perd d'ailleurs dans la grande conduite de César et nous n'avons plus à nous en occuper.

De tout ce que nous avons dit, il résulte que les eaux de César et des Espagnols sont thermales, sulfureuses et alcalines.

IV

EFFETS PHYSIOLOGIQUES ET PATHOGÉNÉTIQUES.

Nous allons étudier rapidement l'influence de la thermalité, de la sulfuration et des divers éléments chimiques que renferment les sources dont nous parlons.

Et d'abord, remarquons qu'elles différent très-peu entre elles par la température et par la quantité de sulfure de sodium.

L'eau des Espagnols est cependant moins excitante que celle de César.

L'eau de César est d'autant plus énergique qu'on la boit plus près de son point d'émergence : buvette des Thermes, buvette de Pauze-Nouveau, buvette de César-Vieux.

Lorsqu'on vient de boire l'eau des Espagnols où celle de César à l'un des trois points que nous signalons, on sent qu'elle produit sur l'estomac une stimulation qui s'irradie à tout le système circulatoire, accélère le pouls, active la respiration, augmente la chaleur animale et rend les sécrétions glandulaires plus abondantes.

Les effets produits sur la muqueuse respiratoire sont particulièrement sensibles ; il semble que cette fonction importante s'exorce plus largement et plus librement. La voix elle-même acquiert plus de puissance et devient plus vibrante, grâce sans doute aux actions réflexes produites par l'eau sur les nerfs pneumogastriques et grand sympathique et transmises aux muscles du larynx et aux cordes vocales.

Employée sous forme de gargarismes et de douches pharyngiennes, l'eau sulfureuse de César et des Espagnols agit fortement sur l'isthme du gosier et par continuité sur les premières voies aériennes et sur la partie postérieure des fosses nasales. Cette action locale s'ajoute à celle que produit l'eau en boisson sur l'ensemble de l'organisme et il peut résulter de cette accumulation d'effets concourants une angine thermale ou un coryza aigu.

Le humage produit des effets plus complexes. D'abord il agit sur la muqueuse de l'arrière-bouche, comme le gargarisme et la douche pharygienne, et il peut provoquer les mêmes accidents, quand il est prolongé. Mais son influence s'étend bien plus loin, puisque la vapeur sulfureuse se répand dans le larynx, dans tous les tuyaux bronchiques et dans les cellules pulmonaires.

Le humage agit de deux manières différentes. Mécaniquement, par le contact prolongé de vapeurs chaudes, il surexcite la muqueuse du larynx et de tout l'arbre respiratoire ; sous l'influence de l'acide sulfhydrique qui se dégage dans l'atmosphère respirée, il se produit des phénomènes de légère intoxication et par suite il survient une diminution dans la force et la fréquence du pouls, une certaine gêne respiratoire et de la pesanteur de tête. Si le humage est poussé jusqu'à l'abus, les battements de cœur deviennent au contraire plus énergiques, le mal de tête augmente, la respiration est plus gênée, il peut même quelquefois arriver que le malade crache du sang.

Comme on le voit, le humage poussé jusqu'à l'excès irrite la muqueuse bronchique et amène des troubles dus à l'action de l'acide sulfhydrique.

Mais s'il est employé avec réserve, son action locale, légèrement excitante substitutive, détermine une sécrétion plus abondante de mucus, et son action générale, sédative, s'exerce sur le système nerveux, puis secondairement sur la muqueuse aérienne. Après quelques jours de humage, l'expectoration s'arrête et la toux cesse. On utilise contre diverses maladies respiratoires cette double action, qui produit des résultats souvent surprenants.

L'inhalation, soit à la surface de l'eau quand on prend un bain, soit en pleine atmosphère de l'établissement, est émolliente et sédative à la fois ; elle ne nécessite aucun effort volontaire et par suite elle convient mieux aux malades affaiblis.

Les bains, quand ils sont pris trop chauds ou trop prolongés, surtout à César, peuvent provoquer sur la peau l'apparition d'un érythème ou même d'une éruption plus sérieuse ; les grandes douches des Thermes donnent assez facilement naissance à ces manifestations cutanées, chez les herpétiques particulièrement, grâce à la puissance de leur pression, grâce aussi à la diffusion plus précipitée et plus abondante des principes sulfureux sur l'enveloppe du corps.

- Lorsque la boisson et les procédés hydrothérapiques sont menés de front, surtout lorsqu'on y ajoute la pulvérisation et les gargarismes, les effets stimulants de toutes ces pratiques combinées sont portées à leur maximum d'intensité et amènent parfois la fièvre thermale. Cette fièvre thermale, dont il est parlé dans tous les traités d'hydrologie, peut être simple, et elle disparaît très-rapidement, à condition que le malade suspende l'usage des eaux ; mais elle est quelquefois accompagnée d'accidents spéciaux, contre lesquels il devient nécessaire de diriger un traitement médical actif, par exemple un molimen hémorrhagique vers les bronches ou le cerveau, des mouvements tumultueux du cœur, une angine aiguë, une hémoptysie, etc.

- Si maintenant, laissant de côté le sulfure de sodium et l'acide sulfhydrique, nous jetons un coup-d'œil sur les autres éléments minéralisateurs que renferment nos deux sources, nous voyons que l'eau de César et l'eau des Espagnols ont une composition presque identique. Le chlorure de sodium est un stimulant, le sulfure de fer est un tonique et l'iodure potassique un altérant qui ne sont pas non plus sans action sur l'économie ; la soude, la chaux et la magnésie sont des absorbants des acides. En tous cas, les silicates alcalins, le borate et le carbonate de soude ont la propriété de favoriser la sécrétion urinaire, ce qui explique les fréquentes et copieuses mictions qui suivent l'ingestion de ces eaux, même à des doses modérées. Nos deux sources, considérées en général, sont plus fortement alcalines que l'eau de Mauhourat, dont les puissants effets sur les reins sont si connus. La proportion plus grande de sulfure de sodium qu'elles renferment, en modifiant leur action, donne lieu à une application différente.

V

EFFETS THÉRAPEUTIQUES.

En étudiant l'action physiologique et l'action pathogénétique des eaux de César et des Espagnols, nous avons en quelque sorte laissé pressentir leurs effets thérapeutiques. Ce sont par excellence des eaux remontantes, comme les appelait Bordeu, en ce sens qu'à doses modérées, en boisson et avec des procédés hydrothérapiques sagement mesurés, elles portent à leur summum les forces de l'économie et les équilibrent. Mais ce n'est pas là le seul avantage qu'elles présentent ; s'il en était ainsi, elles ne nous seraient point aussi précieuses, car il existe dans la station d'autres sources qui jouissent de la même propriété. Elles peuvent exercer et elles exercent une action excitante, véritablement perturbatrice, quand on veut élever la dose de liquide introduit dans l'estomac, prescrire les bains à une température un peu élevée ou les prolonger, appliquer sur le corps des douches à jet plein, soit chaudes soit écossaises, etc.

Dans ces conditions, elles ne sont pas toujours très faciles à manier, car la perturbation exercée dépasse quelquefois la limite qu'on s'était tracée à l'avance. Leur haute thermalité et leur forte sulfuration en font des agents énergiques, parfois redoutables.

A qui sait les utiliser, elles rendent à chaque instant des services signalés, car elles sont des modificateurs puissants de l'organisme. A ce titre, elles ont une action résolutive incontestable, qui se fait sentir sur tous les organes : elles améliorent rapidement l'état de la muqueuse bronchique, elles résolvent les indurations ganglionnaires , elles diminuent le volume de certaines tumeurs articulaires, font disparaître les engorgements qui se forment autour de certaines fractures, modifient profondément les rhumatismes articulaires chroniques, et guérissent les empâtements persistants qui surviennent à la suite d'entorse ou de foulure.

Labat, qui fut reçu docteur en médecine en 1781 et qui exerça pendant de longues années à Cauterets, disait : « la source de César est regardée comme très-analogue à celle de Polard , en Barèges ; la nôtre est néanmoins plus active. » Nous ajouterons : si elle est moins sulfureuse, elle est plus chaude que les deux plus fortes sources de Barèges ; dans la pratique, c'est l'eau la plus active des Pyrénées, après le *Tambour* et l'*Entrée*, qui se trouvent dans cette célèbre station.

A son action résolutive sur les bronches, l'eau de César joint une action spéciale dont nous avons déjà parlé à l'occasion du humage ; l'inspiration de la vapeur sulfureuse amène des effets sédatifs précieux, qui contribuent à porter le calme dans l'appareil respiratoire et complètent les résultats produits par la boisson, les bains et les douches.

Bien mieux que l'eau de la Raillère, les eaux de César et des Espagnols sont des agents de la médication substitutive. Lorsque le médecin, voulant dépasser les limites de la stimulation simple, parce qu'elle ne réussit pas à modifier l'état de la muqueuse bronchique, cherche à faire passer la maladie de l'état chronique et torpide à l'état subaigu, il a recours à ces deux sources précieuses, parce qu'elles provoquent l'irritation salutaire qui doit, en disparaissant, laisser l'appareil respiratoire complètement guéri. Bien mieux que la Raillère encore, elles sont susceptibles de faire naître sur la peau une éruption, qui remplace l'affection interne ou l'empêche de progresser.

Si, grâce à leur thermalité et à leur sulfuration, ces eaux exercent une action résolutive ou substitutive plus prononcée que celle de la Raillère, elles présentent un autre avantage dû à leur alcalinité ; elles sont dépuratives, car elles favorisent l'élimination des principes excrémentitiels accumulés dans l'économie. Sous ce rapport, elles sont presque aussi actives que l'eau de Mauhourat, car elles poussent fortement à la diurèse. Si on ajoute à cette action l'influence de leur température et de leur sulfuration, qui se fait sentir sur la peau et provoque des transpirations abondantes, on peut dire qu'elles sont tout indiquées dans les états diathésiques suivants : la syphilis, la scrofule, le rhumatisme non goutteux, l'herpétisme et les répercussions dartreuses.

VI

INDICATIONS SPÉCIALES.

L'eau de César, surtout lorsqu'elle est employée à l'établissement de Pauze-Nouveau, où sa thermalité et son degré sulfurométrique sont plus marqués qu'aux Thermes, jouit de vertus spéciales dans certaines formes de maladies de la peau, qu'elles soient accidentelles ou liées à la diathèse herpéthique, comme l'eczéma, l'ecthyma et le psoriasis à l'état chronique, dans les accidents produits par la colique de plomb, dans les rhumatismes à forme torpide.

Elle est encore spécialement indiquée dans les affections syphilitiques déjà anciennes et que les agents de la matière médicale n'ont pu modifier avantageusement; enfin dans certaines manifestations de la scrofule, en particulier la polysarcie, l'engorgement des ganglions, les tumeurs articulaires, la coxalgie, elle rend des services signalés.

Des résultats de la clinique d'un hôpital temporairement établi à Cauterets, pendant les premières années de la révolution, des observations faites par Camus, par un grand nombre de médecins de la station et par nous-même, il ressort que les eaux de César et des Espagnols peuvent rivaliser avec celles de Barèges pour les affections chirurgicales. Elles conviennent tout particulièrement au traitement des rhumatismes chroniques, qu'elles ramènent souvent à l'état aigu, des maladies de la peau et de certaines paralysies.

L'eau de César en boisson jouit d'une réputation justement méritée dans le catarrhe pulmonaire chronique, surtout chez les personnes âgées, dans les épanchements pleurétiques, la pneumonie chronique, l'asthme humide. Les pédiluves à eau courante de l'établissement des Thermes en secondent beaucoup les effets, ainsi que les douches à forte pression.

VII

OBSERVATIONS DIVERSES. — EAU TRANSPORTÉE.

L'eau de César et l'eau des Espagnols, qui ont une similitude presque absolue, sont prescrites dans les mêmes cas à l'établissement des Thermes. La première est seulement un peu plus chaude et un peu plus sulfureuse, ce qui donne à son action stimulante un degré un peu plus marqué et la fait passer hiérarchiquement la première, quand on veut produire des effets perturbateurs puissants.

Ces deux eaux peuvent être administrées en boisson et avec les procédés hydrothérapiques divers, soit seules, soit concurremment avec celles d'autres établissements, selon les indications variées que présentent la maladie, le tempérament, l'état moral et les habitudes du malade.

Elles sont prescrites, en boisson, à des doses diverses. Généralement on ne dépasse guère quatre ou cinq verres dans la journée, surtout à Pauze-Nouveau, où l'eau de César a toute sa puissance d'action

Les bains et les demi-bains durent habituellement de 30 à 45 minutes ; la durée des douches ne dépasse pas 15 à 18 minutes ; les bains de jambes à eau courante sont plus ou moins longs, selon le résultat qu'on recherche, mais il est rare qu'on les prescrive au-dessus de dix minutes. La douche pharyngienne peut durer de 15 à 30 minutes. La séance de humage peut être un peu plus prolongée, mais il est nécessaire de la fractionner par plusieurs intervalles de repos, si l'on veut faire disparaître la fatigue qu'amène la pronation du corps du côté de l'appareil et ne pas absorber d'une manière suivie l'acide sulfhydrique qui se dégage de l'eau. Quant aux gargarismes, on peut être obligé de les prendre avec beaucoup de discrétion, comme aussi l'on peut avoir besoin de les multiplier. Toutes ces prescriptions sont difficiles à établir d'une manière générale ; c'est au médecin, seul juge compétent en pareille matière, de décider, pour chaque cas qui se présente, dans quelle mesure le traitement doit être dispensé.

L'eau de César seule est exportée, justement parce que sa thermalité propre et sa sulfuration en font la plus stable des deux sources qui se rendent aux Thermes.

Nous venons justement de faire une saison complémentaire, loin de Cauterets, avec vingt-cinq bouteilles de cette eau minérale ; nous l'avons trouvée parfaitement conservée et nous avons à nous féliciter du résultat obtenu.

D'après M. Duhoureau, ce n'est qu'après une semaine entière que le sulfure de sodium disparaît complètement de l'eau de César, abandonnnée à l'air libre.

Voici, d'après M. Filhol, les modifications subies par l'eau de César après des intervalles successifs.

	Quantité d'iode absorbé en milligrammes.	Sulfuration par litres en milligrammes.
Eau examinée au griffon. . .	80	24
Eau en bouteilles , examinée après 50 jours d'emballage. . .	79	24
Eau en bouteilles , examinée après un an d'emballage. . . .	70	23.8

Comme on le voit, la désulfuration n'est pas très-notable. M. Lefort, de son côté, est arrivé à des résultats identiques, car il a trouvé que César transportée contient en moyenne 22 milligrammes de sulfure de sodium.

L'eau de César en bouteille peut être mêlée froide à du lait chaud ou à une infusion émolliente chaude. Mais nous préférons, pour notre part, rétablir au bain-marié la température que présente la source à la buvette, c'est-à-dire 45° et boire l'eau toute pure. Elle agit bien plus directement et par suite plus utilement sur la muqueuse de l'estomac. D'un autre côté, si l'on veut faire usage de gargarismes, après avoir bu, on a l'avantage de la trouver toute prête, car nous ne pensons pas qu'on veuille gargariser avec un mélange ou avec l'eau restée froide, quand, à Cauterets, on a eu recours à l'eau chaude et entièrement pure.

L'eau de César transportée peut également être prescrite pour le humage et pour la douche pharyngienne. On trouve dans l'industrie de nombreux appareils spéciaux, à l'aide desquels il est facile de pratiquer ces deux opérations.

Les malades qui n'ont pu trouver dans la station une guérison complète dès leur première saison peuvent, grâce à l'eau en bouteilles, maintenir l'amélioration obtenue et revenir, l'année suivante, dans une situation plus favorable pour se débarrasser de leurs maux. Ceux qui n'ont pu venir à Cauterets, à cause de leurs occupations habituelles ou d'événements imprévus, pourront, mais à un moindre degré, trouver dans les diverses applications de l'eau transportée un soulagement notable et donner au traitement médical sur place un utile appoint.

Au reste, ce n'est pas d'aujourd'hui que les médecins attribuent, et avec raison, à l'eau embouteillée une action bienfaisante ; nous avons entre les mains une consultation de Labat, datée du 24 juillet 1792, dans laquelle il est dit : « Madame X. prendra selon l'usage accepté les eaux minérales de Cotterets, réchauffées au bain-marie, dans le commencement de l'hyver prochain, de la manière et avec le même régime qu'à la source. On fera un exercice modéré dans les beaux jours. »

DEUXIÈME PARTIE.

APPLICATIONS THÉRAPEUTIQUES.

VIII

ANGINE CHRONIQUE. — LARYNGITE CHRONIQUE.

Chaque année, le nombre des personnes atteinte
d'angine ou de laryngite chronique s'accroît dan
notre station. Le traitement est variable selon le
cas qui se présentent. La forme glanduleuse cor
respond généralement à l'herpétisme et nécessite
l'usage combiné de la Raillère et de César à l'intérieur, avec grandes douches et bains prolongés
pour l'extérieur et douche pharyngienne au tamis
à César. La forme sèche correspond plutôt à la diathèse rhumatismale et à des affections gastriques :
dans ces cas, on boit César, les Espagnols, Pauze-
Vieux ou Mauhourat, on prend des bains assez
chauds, des douches d'environ 38 degrés, puis des
douches écossaises et l'on pratique le humage à
César avec beaucoup de succès. Enfin la forme
hypertrophique généralisée est le plus souvent liée
à l'usage immodéré du tabac, des épices, des
alcools, ou elle est la suite d'une inflammation
catarrhale aiguë : alors c'est la Raillère qu'il faut

boire, ce sont des gargarismes et des douches pharyngiennes faibles à César qu'il faut prescrire conjointement avec quelques cautérisations ; le humage est souvent inutile dans ces cas spéciaux ; les douches générales tempérées leur conviennent parce qu'elles donnent à la peau une plus grande vitalité et, par conséquent, exercent une action révulsive.

Dans la laryngite tuberculeuse, on se trouve bien du traitement à la Raillère pour la boisson ; les bains, pris d'abord jusqu'à mi-corps, puis d'une manière complète, peuvent être ordonnés à la même source et ensuite à César ou aux Espagnols. Le bain ne constitue pas seulement ici un moyen d'agir sur la peau, mais il donne lieu à des émanations lentes de vapeur sulfureuse et par suite il constitue un excellent procédé d'inhalation. Dans ces laryngites, le humage ne nous a pas donné de bons résultats : l'aspiration volontaire, active, fatigue les tuberculeux, et les vapeurs humées à la température normale de l'eau de César, soit à Pauze-Nouveau, soit aux Thermes, sont trop chaudes et provoquent de la toux. Nous |préférons à cette opération, qui exige un acte volontaire répété et produit de l'irritation locale, les inhalations sans effort et lénitives du bain ou bien le séjour prolongé pendant quelques heures dans les établissements.

Quant aux affections chroniques des premières voies respiratoires qui sont de nature syphilitique, ce qui leur convient le mieux localement, ce sont les humages à Pauze-Nouveau, où la vapeur est moins chaude qu'aux Thermes, les gargarismes dans ce dernier établissement et un traitement externe en rapport avec les manifestations générales que présente la diathèse.

IX

CATARRHE PULMONAIRE CHRONIQUE.

Parmi les maladies que nous traitons le plus spécialement par les eaux de César et des Espagnols, il faut compter le catarrhe pulmonaire chronique, qu'il soit la suite d'un bronchite aiguë accidentelle, qu'il tienne à l'asthme, qu'il soit périodiquement ramené par une fâcheuse disposition personnelle ou qu'il soit sous la dépendance d'une diathèse. Cette affection se manifeste par de l'anhélation, par une toux quinteuse, accablante, par une expectoration abondante, muqueuse, qui épuise les forces du malade, par le manque d'appétit, l'amaigrissement et même par la fièvre; elle conduit assez souvent les malades au tombeau en ruinant graduellement leur constitution.

1re *Observation*. 1875. M. X... de Cherbourg, 54 ans. Depuis 12 ans, catarrhe pulmonaire rhumatismal, avec sécrétion muqueuse d'un abondance extrême et donnant lieu à de fréquents phénomènes de suffocation ; hémorrhoïdes sèches, fièvre tierce prolongée en 1874, puis rhumatismes aux deux poignets et au coude droit ; avale difficilement ses aliments, grâce à l'atonie des muscles du pharynx. Est allé à Luchon pendant 11 ans, en a ressenti quelque amélioration ; mais, en somme, l'état actuel est aussi mauvais qu'autrefois.

Ce malade est parti de Cauterets parfaitement guéri de son catarrhe, sans manifestations paludéennes et sans rhumatisme ; les mouvements de déglutition étaient redevenus actifs. Traitement : 4 verres d'eau de César par jour, pédiluves, bains et douches tempérées, puis écossaises, à César.

2me *Observation*. 1875. M. X... de Bordeaux, 48 ans. Dartres, étant jeune; deux uréthrites, à 20 et à 29 ans. Disposition aux rhumes pendant toute son enfance, devenue un peu moindre après la croissance; ses occupations l'appellent tous les hivers à Alger. En Algérie, il ne tousse pas ; en France, il est de suite pris de bronchite. Enfin, en juin, cette année, il a eu un catarrhe pulmonaire, avec toux opiniâtre, oppression, expectoration abondante et fièvre. Tous ces symptômes persistent, moins la fièvre ; crachats nombreux, blancs, aérés, filants ; respiration puérile ; excellent appétit. — Eczéma de l'anus et du scrotum.

Traitement : vu l'état herpétique, forte révulsion sur le corps au moyen de douches chaudes et prolongées et humage à César ; pédiluve, gargarismes et boisson aux Espagnols, — succès complet.

3me *Observation*. — Madame X... de Toulon. — 1876. — 52 ans. — Bronchite catarrhale chronique, suite d'un état aigu violent. Malade depuis 3 ans. Expectoration muqueuse , jaune-verdâtre , épaisse, fréquente, toux énervante, sommeil entre-coupé, appétit faible, amaigrissement, anémie prononcée, perte complète de l'odorat à la suite de fréquents coryzas. Prolapsus utérin avec leucorrhée abondante, âge critique passé depuis cinq ans.

Traitement : Boit un verre d'eau des Espagnols, matin et soir; gargarismes et aspirations nasales avec la même eau; bains, puis douches tempérées de 15 minutes à César, humage de 15 minutes chaque jour, arséniate de fer. Complète guérison.

X.

ASTHME.

La source dont les applications internes et externes s'appliquent le mieux à l'asthme est celle de César ou sa congénère des Espagnols. Le nombre de personnes qui viennent à Cauterets pour cette cruelle et longue maladie est incalculable. Nous allons indiquer les mesures balénaires qu'on peut appliquer au traitement de l'asthme et nous nous contenterons de rapporter seulement deux observations, pour ne pas fatiguer le lecteur.

L'asthme, qui est presque toujours accompagné d'emphysème et de catarrhe bronchique quand les malades viennent à Cauterets, est le résultat d'une disposition goutteuse ou herpétique.

La thérapeutique thermale varie selon l'origine de la maladie. Lorsque la provenance est herpétique, l'indication des eaux sulfureuses est on ne peut plus nette, et, dans notre station, c'est l'eau de César qui doit être prescrite d'une manière générale, non-seulement parce qu'elle guérit le catarrhe chronique des bronches, mais aussi parce qu'elle convient au traitement de la diathèse.

Partout ailleurs qu'aux sources sulfureuses, on peut amender la maladie, mais cet amendement est sans portée, parce qu'il n'a qu'une durée éphémère.

Quand l'asthme est dérivé de la goutte, il n'en est plus de même et diverses eaux peuvent revendiquer l'honneur d'être utiles. Les eaux alcalines, par exemple, en s'adressant à la cause première, modifient l'organisme d'une manière très-avantageuse, et l'asthme participe dans certains cas aux bienfaits du traitement. Nous avons vu des malades traités à Vichy, qui avaient retiré de cette station un certain bénéfice. Au Mont-Dore, on obtient quelquefois d'excellents résultats, dus non-seulement à l'influence des alcalins sur la diathèse goutteuse, mais encore à l'arséniate de soude qui s'y trouve en dissolution et qui agit sur la névrose·

Aux stations sulfureuses enfin, et particulièrement à Cauterets, où l'on rencontre des eaux sulfureuses et alcalines, l'élément goutteux et le catarrhe subissent tout naturellement des modifications.

Quand l'asthme est d'origine goutteuse, le médecin traitant se trouve donc embarrassé pour indiquer à son malade telle station plutôt que telle autre.

En somme, quel est le meilleur traitement de l'asthme en dehors des crises ? Autrement dit quel est le traitement général qui peut le mieux convenir à cette maladie ? Evidemment, c'est celui qui peut modifier avec avantage l'état diathésique, qu'il soit herpétique ou goutteux, et amender à la fois les symptômes nerveux, le catarrhe, l'emphysème et la dyspepsie flatulente. La station favorite des asthmatiques sera donc celle où ils trouveront réunis le plus grand nombre de ces conditions spéciales. Hé! bien, quelle que soit la provenance de l'asthme, nous ne craignons pas d'affirmer hautement que c'est Cauterets qui deviendra de plus en plus le centre thermal où accourront les asthmatiques.

En effet, nos sources puissantes de César et des Espagnols, plus sulfureuses qu'alcalines, sont tout indiquées dans la diathèse herpétique ; la source aujourd'hui renommée de Mauhourat, plutôt alcaline que sulfureuse, convient plus spécialement à la diathèse goutteuse. Selon que l'origine de l'asthme est herpétique ou goutteuse, nous faisons boire en effet à nos malades César et les Espagnols ou Mauhourat. Quelle que soit cette origine, l'élément sulfureux de nos eaux guérit le catarrhe bronchique, surtout quand on n'oublie pas d'utiliser le humage, qui est un modificateur très-utile. En outre, l'eau de Mauhourat rend les plus grands services contre le cortège nombreux des dyspepsies, nous l'avons prouvé dans notre étude sur cette source.

Quant à l'emphysème, tout le monde sait qu'on peut l'amender sérieusement avec de puissantes douches froides et surtout avec de fortes douches écossaises. Ce procédé hydrothérapique, en provoquant le spasme physiologique des muscles inspirateurs et expirateurs, augmente et diminue l'amplitude des mouvements thoraciques ; dans l'expiration, la pression exercée sur les cellules pulmonaires distendues les force mécaniquement à expulser l'air qu'elles contiennent. D'autre part, le traitement thermal général, *intus et extra*, en stimulant les forces de l'organisme, donne aux tissus composants des cellules une vitalité et une élasticité nouvelles. De cette double action, mécanique et tonique, résulte un état meilleur. Or, aucune station ne possède des douches plus puissantes que Cauterets et la température de l'eau froide qu'on y emploie descend quelquefois jusqu'à 8° et même 6° centigrades.

Reste la névrose, c'est-à-dire l'asthme proprement dit. Ici encore, la douche froide simple et la douche écossaise nous rendent chaque jour des services signalés; si l'hydrothérapie ordinaire procure de véritables succès aux médecins, c'est justement dans la classe importante des névroses. Il n'est pas besoin d'insister sur ce point.

Le traitement à Cauterets portant sur tous les éléments concourants de la maladie, on peut dire que ceux-ci sont modifiés tous à la fois, mais non pas d'une manière égale, dès le début. Mais l'amélioration survenue dans les premiers jours sur un ou plusieurs d'entre eux est bientôt suivie d'un amendement chez les autres, si le médecin a diagnostiqué bien nettement l'état du malade et par suite a institué un traitement bien rationel.

Quelle est la station qui présente à la fois tant d'éléments de réussite? Par suite, quelle est la station qui, mieux que la nôtre, peut légitimement prétendre à la suppléer et logiquement à la supplanter? Nos confrères et nous, nous avons les mains pleines de faits probants : nos cahiers d'observations contiennent tous des guérisons et des améliorations durables, ils contiennent aussi, nous devons à la vérité de le proclamer, des insuccès ; mais quelle est la maladie qu'on guérit à coup sûr, quel est le moyen thérapeutique infaillible ?

Malgré tous les avantages que présente Cauterets pour la cure de l'asthme, est-ce à dire que, dans des cas particuliers, nous devions négliger les ressources que notre art met à notre disposition ? S'il en était ainsi, nous ne serions plus des médecins, mais les lanceurs d'une spécialité sans pareille. Non, nous n'avons pas le droit de laisser de côté les agents de la matière médicale qui peuvent nous aider dans notre tâche difficile. Si un asthmatique, épuisé par sa maladie , est devenu très-impressionnable, nous avons la faiblesse de lui faire prendre un peu de valérianate de fer et, au lieu de lui prescrire l'eau de César seule, nous ordonnons concurremment l'eau du rocher ou l'eau de Pauze-Vieux; si l'élément rhumatismal est prépondérant, nous prescrivons le colchique; si la suffocation domine le catarrhe, nous donnons des antispasmodiques et au besoin nous complétons notre arsenal par l'emploi de l'arséniate de fer et même parfois de l'arséniate de soude, ou enfin du bromure de potassium.

Le Mont-Dore et la Bourboule vont se récrier du coup et proclamer que nous leurs empruntons une de leurs meilleures armes. Hé ! mon Dieu, si nous savons nous en servir, les malades n'en seront point fâchés. Les arsenicaux agissent très-bien isolément dans les maladies de la peau et dans certaines névroses intermittentes, mais leur action est encore plus sûre quand on les incorpore dans nos eaux sulfureuses. Pourquoi, dans certains cas, nous priverions-nous de ce moyen auxiliaire, s'il complète en quelque sorte nos moyens d'attaque contre l'asthme ?

Le traitement de l'asthme et de ses complications variera donc selon les symptômes, l'ancienneté, la gravité et l'origine diathésique de la maladie. Mais, en thèse générale, s'il n'existe aucune complication du côté du cœur ou du cerveau, les meilleurs moyens de traitement sont : les bains précédés de demi-bains, les douches tempérées, puis écossaises ou froides, le humage entrecoupé d'intermèdes de repos, des pédiluves à eau courante, s'il y a lieu, et au besoin un médicament approprié au symptôme dominant. Quant à la boisson, l'eau de César, bue aux Thermes ou à Pauze-Nouveau, est plus particulièrement indiquée dans la provenance herpétique, et l'eau de Mauhourat dans la provenance goutteuse. Il est des cas où les deux diathèses co-existent manifestement : on peut alors combiner Mauhourat et César.

Si les malades sont trop épuisés pour qu'on emploie ces eaux puissantes à l'intérieur, on peut leur substituer la Raillère ou le Rocher, et encore mieux Pauze-Vieux.

Si l'état de dyspepsie est prononcé, même avec de l'herpétisme, on doit laisser César et faire boire exclusivement Mauhourat ou Pauze-Vieux.

Si l'éréthisme nerveux se manifeste à un degré élevé, on doit abandonner les grandes douches écossaises, ne plus prescrire les bains à César, mais les faire prendre à Pauze-Vieux.

L'on ne guérit pas l'asthme dès la première saison, à moins qu'il ne soit tout à fait récent, mais dès la première saison on obtient des avantages que le malade trouve toujours précieux. Bien souvent, en effet, nos clients de seconde année nous disent qu'ils ont passé un hiver excellent ; s'il survient un peu de gêne, cette gêne se manifeste généralement au moment des fortes chaleurs. Nous avons soin, d'ailleurs, de recommander à nos asthmatiques de boire chez eux de l'eau de Cauterets en bouteilles, de prendre des douches froides si c'est possible, et de suivre sous la direction de leur médecin habituel un traitement rationnel avec les agents thérapeutiques ordinaires. Car ce serait se faire une illusion ridicule de croire qu'une médication de 20 à

30 jours, thermale ou autre, puisse agir une fois pour toutes et guérir radicalement. Quand l'asthme est récent, nous le répétons, l'action perturbatrice, substitutive, du régime hydro-minéral peut le faire disparaître ; mais, dès qu'il a pris pied en quelque sorte dans l'organisme, il faut plusieurs saisons et, entre ces saisons, des soins persévérants et assidus, pour maintenir les progrès réalisés ; de telle sorte qu'une cure s'ajoutant à une autre, le malade finit par être débarrassé.

1re *observation*. — 1872. — M..., de Lyon, 25 ans. — Asthme goutteux depuis 5 ans. — Aux moindres variations atmosphériques, crises violentes de dyspnée, catarrhe abondant, toux écrasante, insomnie, inappétence prolongée à la suite des accès ; coryza pour ainsi dire permanent. A parfois des douleurs articulaires aux genous ; aïeul paternel goutteux. Traitement de 1872 : boit à Mauhourat et à Pauze-Vieux, bains tempérés et plus tard douches tempérées, puis douches écossaises à César, humage à Pauze-Nouveau. Après la saison, boit à domicile de l'eau de César en bouteilles, fait de l'hydrothérapie et suit un traitement arsenical.

En 1873, le malade, qui a passé un excellent hiver, revient en nous disant qu'il est fatigué par son travail professionnel et qu'il a eu quelques spasmes le 2 et le 3 juillet. Traitement : bromure de potassium le soir, arséniate de fer aux repas ; boit à Mauhourat, prend des bains et des douches tempérées d'eau de César à l'établissement de Pauze-Nouveau, fait son humage aux Thermes. Après la saison thermale, il continue l'arséniate de fer, boit de l'eau de Mauhourat exportée pendant

30 jours et prend des douches froides. Depuis cette époque, ce malade se porte bien ; il nous donne quelquefois de ses nouvelles et nous dit qu'il se lave tous les matins le corps à l'eau froide, d'après notre conseil. Il a perdu l'habitude de s'enrhumer et, par suite, il évite tout retour de crise.

2me *observation*. — 1874. — M...., de Rouen, 7 ans. — Asthme goutteux et herpétique. — A l'âge de 2 ans, pneumonie double ; depuis cette époque, catarrhes bronchiques fréquents, avec forte dyspnée et prostration profonde, palpitations nerveuses. Pendant les accès, la toux est incessante, le pouls est extrêmement vif et petit, il existe une tendance prononcée à la congestion pulmonaire et cérébrale. Il y a de l'emphysème à la partie antérieure du côté droit et tout le long du côté gauche en arrière. Constitution sèche, nerveuse, appétit faible, sommeil habituellement troublé. Le père et une tante paternelle sont herpétiques ; son frère, que nous traitons en même temps que lui, a eu dans son enfance une ichthyose étendue et a maintenant du psoriasis guttata ; la ligne maternelle présente des parents goutteux, la mère comprise.

Traitement : teinture de colchique à petites doses, eau de César et de Mauhourat en boisson, bains de 30 minutes à César, douches tempérées (petit appareil) ; à la fin de la saison, douches tempérées de 10 minutes sur tout le corps, suivies d'une douche chaude de 5 minutes sur la moitié inférieure du corps. Vers la fin du traitement, petit accès d'asthme accidentel, non fébrile, d'une durée très courte et sans congestion. Après la saison, hydrothérapie, eau de César en bouteilles, arsenicaux.

En 1875, le malade revient à Cauterets ; il a passé un hiver excellent, n'a pas eu un seul rhume et se trouve très bien ; il vient faire une seconde saison, sur notre conseil. Traitement : eau de César et eau des Œufs, douches tempérées de 15 minutes (petit appareil) ; un verre de lait le matin ; nous recommandons l'hydrothérapie après la saison thermale. La guérison est solide depuis cette époque.

Nous ne voulons pas multiplier les exemples : ce serait encombrer inutilement ces pages.

XI

PNEUMONIE CHRONIQUE.

La congestion pulmonaire chronique et la pneumonie chronique, qu'on a souvent confondues avec la phthisie au deuxième et au troisième degrés, sont justiciables de l'eau de César et des Espagnols, au premier chef. Lorsque le sujet est nerveux, bilieux, irritable, très anémique, il convient de prescrire l'eau de la Raillère et même celle de Pauze-Vieux en boisson. Si l'on a affaire à des personnes lymphatiques, chez lesquelles la toux n'est pas trop quinteuse, il vaut mieux faire boire d'abord l'eau des Espagnols, puis celle de César. Dans les deux cas, les demi-bains aux Thermes et ensuite les douches tempérées, en pluie horizontale, sont très avantageux. L'inhalation dans l'atmosphère de l'établissement et dans les cabinets de bains rend de grands services, mais le humage nous paraît une opération qui nécessite trop d'efforts d'inspiration et qui fait pénétrer dans les bronches une vapeur trop abondante et trop chaude.

Observation. — 1876. — M..., de Nantes, 43 ans. — En février, pneumonie aiguë à la base du poumon droit ; la maladie, par suite d'imprudences, prend un caractère chronique, puis il survient une vomique abondante. Le malade présente à son arrivée à Cauterets de la matité dans le bas du côté atteint, avec gros râles sous-crépitants, souffle bronchique, bronchophonie. Traitement : doses très petites d'eau de César à l'intérieur, augmentées graduellement jusqu'à trois verres par jour, pédiluves à eau courante pendant 8 jours ; cinq bains tempérés à César, avec recommandation d'agiter le liquide pour développer de la vapeur d'eau et de la vapeur sulfureuse. Pendant les 14 derniers jours de traitement, douches générales tempérées, à jet brisé, de 10 minutes, à César ; séjour prolongé dans l'établissement des Thermes. Cinq gouttes de liqueur de Fowler tous les jours. Le malade quitte Cauterets dans un état excellent.

XII

PLEURÉSIE CHRONIQUE.

L'action résolutive des eaux de César et des Espagnols se fait sentir d'une manière remarquable dans la pleurésie chronique avec épanchement séreux et, à plus forte raison, dans cet état d'anhélation, de malaise, d'anémie, qui suit les pleurésies aiguës chez les personnes lymphati-

ques. Dans notre travail sur l'eau de la Raillère
(1), nous avons consigné une observation de ce
genre, dans laquelle le traitement, consistant à
boire à cette célèbre source et à prendre des douches à César, avait fait disparaître en une saison
tout l'épanchement. Si nous avons fait boire l'eau
de la Raillère à ce malade, c'est parce qu'il était
d'un faible tempérament et très impressionnable.
Mais, en général, quand le sujet a une constitution solide et un tempérament assez bien équi-
libré, nous préférons ordonner l'eau des Espagnols et même l'eau de César.

Observation. — 1870. — M..., du Gers, 25
ans. — A contracté, il y a deux ans, une pleurésie aiguë, suivie d'épanchement séreux. Cet
épanchement, qui a cédé après un assez long
intervalle à des soins assidus, reparaît tout à coup
cet hiver : vésicatoires, diurétiques et cautères
réunis le font disparaître. Le malade vient à Cauterets pour soigner sa convalescence. En voyage, il
subit un refroidissement, d'où renouvellement de
l'épanchement. Traitement : eau de César à l'intérieur, à doses graduelles, allant au maximum à
cinq verres par jour ; bains à mi-corps à 38 degrés
pendant 10 minutes, le matin, et bain de jambes
à eau courante, le soir ; après huit jours de ce
traitement, les douches tempérées à jet brisé et
plus tard à jet plein sont substituées aux bains et
aux pédiluves ; enfin, l'état du malade étant très
amélioré, nous le faisons passer à la douche
écossaise. Guérison complète, pas de rechute.

---

(1) Des indications particulières de l'eau de la Raillère. Paris, 1875, G. Masson,
éditeur, page 123.

XIII

RHUMATISME.

S'il est une affection justiciable des eaux sulfureuses en général, c'est par excellence le rhumatisme non goutteux, qu'il se traduise par des accès purement locaux ou qu'il s'accompagne de fièvre et porte son action sur les séreuses articulaires et splanchniques. Il serait par conséquent oiseux de faire à ce sujet des réflexions doctrinales. Nous ferons tout simplement quelques remarques cliniques.

Le rhumatisme musculaire est promptement et rapidement guéri par les douches à forte pression, soit tempérées, soit encore mieux chaudes ou écossaises.

Pour être traité avantageusement, le rhumatisme articulaire à forme chronique et à manifestations locales, ne doit présenter aucun caractère d'acuité accidentelle ; mais si, pendant le cours du traitement, la résolution n'est pas obtenue et qu'il se présente un caractère d'acuité dû à l'influence des eaux, il ne faut pas s'en effrayer. Une suspension provisoire de la médication thermale, quelques calmants et des diurétiques font prompte justice de cette sédition, et l'on peut reprendre le traitement avec quelques ménagements, mais sans hésitation.

Pour prévenir ces poussées thermales, on emploie avec avantage la teinture de bulbes de colchique, soit en nature, soit en sirop ; le médicament se prend avec l'eau minérale, matin et soir.

Si le rhumatisme se présente avec tous les caractères de la chronicité, on peut dès l'abord employer des douches tempérées (33°), puis des douches un peu chaudes (39° et 40°) et faire boire 4 ou 5 verres d'eau par jour. Si le malade est susceptible et sujet à rechutes, il est bon de prescrire, avant les douches, des bains à 35°, puis à 36° et 37°, qui le préparent à un traitement plus actif.

Dans le rhumatisme généralisé et fébrile, qui a passé à la forme chronique, il est nécessaire de se montrer très prudent ; mais, ici comme partout, l'excès est un défaut : dès qu'on est bien fixé, on doit marcher droit à l'ennemi. Parmi des observations assez nombreuses de ce genre, nous avons des guérisons véritablement remarquables ; tout à l'heure, nous en citerons plusieurs. Mais, dans ces cas plus encore que dans le rhumatisme local et apyrétique, il faut ouvrir une soupape de sûreté, si l'on peut s'exprimer ainsi : cette soupape de sûreté est représentée par les reins ou par la peau. En d'autres termes, il est nécessaire de provoquer la transpiration ou les urines.

Dans la montagne, transpirer, c'est s'exposer à des refroidissements et par suite à des rechutes : la sudation ne convient chez nous qu'en juillet et en août ; mais la diurèse s'adapte mieux, au contraire, au temps de juin et de septembre. Au reste, c'est affaire de tempérament autant que de saison, et il faut tenir compte de la disposition personnelle des malades sous ce rapport, en même temps que de l'état, de la forme et de l'ancienneté de la maladie et des organes frappés par le rhumatisme. A quelque projet qu'on s'arrête, il convient de réunir toutes les précautions qui peuvent en faciliter l'exécution.

Dans d'autres circonstances, ce n'est ni la sudation ni la diurèse qu'il est bon de provoquer, c'est une manifestation herpétique substitutive. En pareil cas, c'est moins la quantité d'eau employée à l'intérieur que le traitement externe qui agit : la douche à forte pression, à jet chaud et plein, ou presque plein, prolongée pendant un quart d'heure et promenée sur toute la surface du corps, fouille en quelque sorte l'organisme et tire à la surface de la peau la dartre rétrocédée qui avait donné naissance au rhumatisme.

Ce traitement réussit très bien dans le rhumatisme métastatique chez les gens affectés d'uréthrite.

Il ne faut pas croire que l'on doive reculer dans les cas où les enveloppes du cerveau et de la moëlle, la plèvre ou même le péricarde et l'endocarde ont été envahis par le rhumatisme, quand il était à l'état aigu : c'est une erreur grossière. Nous avons, pour notre compte, soigné une vingtaine de cas de cette catégorie et nous devons dire que la réussite est la règle et que l'insuccès est l'exception. En pareille circonstance, le traitement doit être commencé avec beaucoup de mesure et devenir graduellement énergique. Le procédé de la sudation et celui de la diurèse peuvent être appliqués dans une égale mesure au rhumatisme qui a porté sur les séreuses articulaires, mais il n'en est pas de même pour celui qui s'est manifesté sur les séreuses splanchniques : ce sont les diurétiques seuls qui conviennent alors. On doit donc les prescrire, surtout au début, en même temps que les eaux les moins sulfureuses de la station, Mauhourat par exemple ; on doit aussi employer à l'extérieur des procédés hydrothéra-

piques qui ne soient pas susceptibles de prov
quer des accidents nouveaux du côté des organ
autrefois atteints.

Nous allons citer une observation pour chacu
des cas que nous venons de passer en revue.
tout seigneur tout honneur : nous avons trouvé
dans les notes de Labat, deux cures remarquable
de rhumatisme par irritation substitutive sur l
peau ; en les citant, à la place de celles que nou
avons obtenues personnellement, nous ferons act
de respect envers nos anciens et nous feron
voir du même coup que la réputation de Cau
terets, qui date de loin, n'est point usurpée.

1re *observation*. — « Un laboureur, qui pa
raissait avoir 40 ans, était privé du plaisir d
cultiver ses terres, à cause d'une douleur rhuma
tismale dont sa cuisse droite était atteinte. I
soupçonnait pour cause une pluie froide et abon
dante qu'il fut forcé d'essuyer sur la fin d'un jou
d'été très brûlant, et pendant lequel il avai
beaucoup sué. Après avoir fait usage de tous le
remèdes dont on se sert communément pou
combattre cette maladie, tels que saignées, purga
tions , fomentations antiphlogistiques , friction
sèches et chaudes sur la partie affectée, aprè
avoir usé de bains domestiques et de tout san
succès, son médecin, instruit de la vertu de
eaux de Cauterets, n'hésita plus à l'envoye
vers le seul remède dont il attendait le succès.

« Cet homme vint à Cauterets dans le mois d
juillet 1781 ; il but de l'eau de César et se baign
à la source. Après 10 jours, une rougeur se m
nifesta à la cuisse affligée ; elle augmenta de jou
en jour. Je fus consulté sur les précautions qu

demandait un pareil effet : j'estimai que le malade continuerait de boire et de se baigner. Cette rougeur devint considérable. Le malade sentait en même temps un peu plus de force sur la partie et finit par se retirer tout à fait guéri, bénissant et son médecin et l'eau de Cauterets. Effet qui prouve incontestablement qu'elles possèdent à un degré éminent la vertu de pousser vers la peau, de rétablir par conséquent la transpiration, qui est la base de la santé. On peut, comme on le voit par là, les employer dans une infinité de cas. »

2ᵉ *observation*. — « Les eaux ont parfaitement guéri un homme âgé de 50 ans, qui souffrait depuis longtemps de plusieurs parties de son corps. La cause de ses douleurs était un vice dartreux rentré dans la masse du sang. Ce sujet, attaqué par des dartres vives, eut l'imprudence d'avoir recours à un chirurgien qui négligea le foyer du mal en omettant les remèdes internes ; il se contenta de se frotter avec une pommade qui répercuta le virus. Cette humeur dartreuse, parcourant les divers viscères, causait depuis longtemps dans le corps de cet homme des ravages terribles. Le sujet finit par être boiteux, il pouvait à peine se servir de sa cuisse et de sa jambe gauches ; l'une et l'autre s'appauvrissaient tous les jours et vexaient le malade par des douleurs continuelles.

« Après avoir tenté sans soulagement tous les secours que prodigue en pareil cas la médecine, il vint aux eaux de Cauterets, but à la Raillère et s'y baigna quelque temps ; il continua ensuite les bains à Canaries (1) et finit par boire et prendre la

---

(1) Etablissement où l'on employait à cette époque l'eau de César.

douche à la source même de César. Il recouvra dans deux mois l'agilité de ses membres, qui prirent de l'accroissement, et les douleurs disparurent. L'hiver suivant fut tranquille et se passa sans accidents. Le malade revint néanmoins la saison d'après, fit les mêmes remèdes et acquit de nouvelles forces et un bien-être nouveau. Quelques dartres alors parurent à la nuque du sujet. Elles ont disparu peu à peu par un traitement général et nous voyons aujourd'hui cet ancien infirme jouir de la plus brillante santé. Par précaution, il vient passer toutes les saisons à Cauterets. »

3e *observation*. — 1870. — M..., de la Charente-Inférieure, 19 ans. — Père rhumatisant. — Il y a un an, uréthrite aiguë, puis arthrite rhumatismale subite dans le genou droit, avec disparition provisoire de l'écoulement. Traitement approprié du médecin ordinaire ; sur son avis, le malade vient à Cauterets, après huit mois de souffrances. A son arrivée, goutte militaire, gonflement du genou atteint, mouvements de flexion très limités et douloureux.

Traitement : eau de César en boisson, un verre matin et soir, pendant toute la saison ; injections avec l'eau du Rocher, douches générales tempérées, à grande pression sur tout le corps, avec douche brisée, à petite pression sur le genou, le tout à César ; plus tard, douche générale tempérée sur tout le corps, avec douche écossaise sur le genou ; enfin, douches générales tempérées sur tout le corps avec douches froides sur le genou. Parfaite guérison ; le malade a fait, à la suite de cette saison, son volontariat d'un an.

4e *observation*. — 1874. — M..., de la Charente,

62 ans. — Diagnostic porté par le médecin traitant : il y a 2 ans, rhumatisme non fébrile, s'étendant à un grand nombre d'articulations ; rechute en janvier dernier, avec anesthésie cutanée complète de tout le membre inférieur droit ; appétit bon, sommeil difficile. Le malade nous arrive dans ces conditions.

Traitement : boit deux verres à César le matin, et un verre le soir ; série de huit bains de 40 minutes, à 37 degrés, aux Thermes ; puis série de huit douches de 15 minutes, à 38 degrés, aux Thermes. Le doucheur alterne un jet de 40 degrés avec un jet froid à 10 degrés sur le membre insensible. Le malade part tout à fait guéri, après seize jours de traitement.

5e *observation.* — 1870. — M..., de la Dordogne, 16 ans. — Père syphilitique et rhumatisant, bien avant la naissance de ce jeune homme. Le malade lui-même a eu un rhumatisme articulaire au coude droit, il y a deux ans. Au mois de février dernier, méningite guérie par l'iodure de potassium. Il reste de la somnolence et de la pesanteur de tête, la mémoire est faible, la langue est saburrale, un peu de gonflement dans l'articulation malade. Traitement : pendant 4 jours, boit un verre à Mauhourat le matin et prend un bain de piscine aux Œufs ; bain de jambes à eau courante à César, le soir ; la saison continue jusqu'à la fin par eau de César, un verre matin et soir ; douche à forte pression, tempérée, de 15 minutes, sur tout le corps, suivie de douche chaude de 5 minutes, sur les jambes (à l'établissement de César). Pendant tout le traitement, quelques gouttes de teinture de bulbe de colchique dans l'eau minérale. Résultat complet.

6° *observation.* — 1874. — M..., de Marseille, 18 ans. — Quatre attaques de rhumatisme poly-articulaire fébrile depuis l'âge de 9 ans. La dernière fois (au commencement de cette année), le méde-cin traitant a constaté une endocardite bien caractérisée, qui a failli emporter le malade.

A Cauterets, celui-ci se présente avec une cons-titution très débilitée, aucune articulation n'est douloureuse, le cœur est hypertrophié et fait en-tendre des battements énergiques, à travers lesquels on distingue un léger bruit de souffle au premier temps ; la pointe du cœur bat dans le 7° espace intercostal ; fourmillements dans le pied droit, maux de tête fréquents, essoufflement.

Traitement : teinture de colchique pendant toute la saison ; un verre, puis deux verres d'eau de Mauhourat et série de huit bains à 35° aux Espa-gnols. A partir de ce moment, un verre à Mauhourat et un verre à César, matin et soir (quatre verres en tout) ; douche générale à César à forte pression, à jet brisé, tempérée, pendant 15 mi-nutes, remplacée dans les huit derniers jours par une douche écossaise de 6 minutes (aux Ther-mes). Au départ, plus de fourmillement, plus de souffle, la pointe du cœur descend un peu moins bas et les battements sont moins énergiques ; le malade a repris des forces, il marche sans essouf-flement.

7° *observation.* — août 1874. — Mme ....., des Vosges, 49 ans. — Très sujette aux bronchites, de tout temps ; palpitations nerveuses, mauvaises fonctions du côté de la digestion ; en mai dernier, névralgie frontale très intense, puis rhumatisme poly-articulaire en juin, avec rechute en juillet et manifestations à forme chronique, en ce moment. Deux ulcérations au col de l'utérus. Age critique passé depuis deux ans. Pertes blanches abondantes. Laryngo-trachéité chronique.

Traitement : Arrive graduellement à boire un verre et demi à César le matin et autant à Mauhourat le soir. Gargarismes et humages à César ; bains à César avec spéculum à grille (en vue des ulcérations du col), les jours pairs ; douche générale de 12 minutes, à 38 degrés, et douche vaginale de 10 minutes à 15 degrés au Rocher, les jours impairs. Valérianate de fer en pilules. Après un traitement d'un mois, cette dame retourne chez elle dans un état de santé très amélioré ; elle nous envoie plus tard de ses nouvelles : il ne lui reste, au dire de son médecin, qu'un tout petit point ulcéreux, en voie de guérison, sur le col utérin.

XIV

NÉVRALGIE SCIATIQUE.

Nous avons un grand nombre de guérisons de cette névralgie rhumatismale. La méthode qui nous a le mieux réussi jusqu'à présent est la révulsion.

1re *observation*. — Juillet 1874. — Mme ..., de Poitiers, 58 ans. — Depuis longtemps, palpitations nerveuves, dyspepsie acide ; en septembre dernier, rhumatisme articulaire portant sur les membres inférieurs et les bras, avec sciatique double. Ménopause depuis 10 ans, leucorrhée abondante. Actuellement, la dyspepsie existe ; les épaules, les articulations coxo-fémorales et les genoux sont pris, les douleurs sciatiques sont fatigantes ; pertes blanches.

Traitement : rhubarbe en poudre, à doses toniques. Eau de César le matin, eau de Mauhourat le soir ; 15 bains aux Espagnols, 8 douches générales tempérées. Les articulations étant devenues libres, 8 douches générales tempérées, mais portant à toute chaleur le long du trajet des nerfs sciatiques. Douches vaginales aux Œufs.

Au départ, tout va bien ; les épaules seules sont encore raides et un peu douloureuses. Un mois après, nous recevons des nouvelles de la malade, qui se déclare complètement satisfaite.

2e *observation*. — Juillet 1874. — M..., de la Charente, 28 ans. — Malade pour la première fois le 14 juin d'une névralgie portant à la fois sur le plexus sacré et sur le nerf sciatique droits. Vient à Cauterets le 31 juillet : douleurs intolérables, marche impossible. Arrive graduellement à prendre 2 verres de César, matin et soir. A l'extérieur, 4 bains aux Thermes (à 38 degrés), puis 8 bains suivis de douche de cabinet à 40 degrés ; plus tard, 4 douches à forte pression et à toute chaleur sur la région malade, et finalement 4 douches écossaises sur le même point. Le tout pris aux Thermes, source César.

Le 2 et le 12 août, deux fortes crises, mais bien moins vives cependant qu'autrefois ; ces deux crises ont été arrêtées immédiatement par un gramme de valérianate de quinine, à chaque fois.

Le malade quitte Cauterets parfaitement ingambe.

3e *observation*. — 29 juillet 1872. — M..., de Cognac, 63 ans. — A éprouvé des fourmillements fréquents dans la cuisse et la jambe droite, à l'âge de 37 ans ; sciatique aiguë du même côté, en 1869 ; attaque d'apoplexie en 1870, amenant à sa suite une paralysie de la jambe gauche, dont il reste encore des traces. A l'arrivée, les douleurs sont assez violentes ; éréthisme nerveux prononcé, vertiges, constipation, tendance au larmoiement, esprit faible.

Traitement : Tamar indien, pour entretenir la liberté du ventre ; boit tout le temps 1/2 verre à César, matin et soir ; 4 bains à César, 4 douches tempérées sur les deux membres inférieurs, 4 douches écossaises sur les mêmes parties, enfin 4 douches tempérées sur tout le corps et portant principalement sur les cuisses. Les vestiges de paralysie ont disparu, la névralgie sciatique est guérie, l'organisme s'est relevé. Quant à la tendance au larmoiement, qui tient à l'état du cerveau, il persiste.

<h1 style="text-align:center">XV</h1>

MALADIES DE LA PEAU. — HERPÉTISME.

Dans notre étude sur l'*eau de Mauhourat* (1), nous avons montré que les maladies de la peau, qu'elles soient accidentelles ou qu'elles tiennent à l'herpétisme, sont justiciables des eaux sulfureuses, mais que toutes ne peuvent pas être traitées de la même façon. En répétant le passage de ce travail auquel nous faisons allusion, nous indi-

---

(1) Des indications particulières de l'eau de Mauhourat. — Paris, 1874, G. Masson éditeur.

quérons du même coup quels sont les cas qui doivent être traités par César et les Espagnols.

Il est des maladies de la peau qui tiennent à des causes externes, par exemple l'intertrigo du scrotum et des aisselles, le prurigo, le pytiriasis, etc. Ces affections sont guéries par nos bains les plus faibles (le Rocher, le Petit Saint-Sauveur), aidés de l'eau de Mauhourat en boisson. Les dartres à forme humide, comme l'eczéma, l'ecthyma, exigent des soins externes assez variés, mais l'indication de Mauhourat à l'intérieur est formelle ; si elles se présentent avec un caractère subaigu, Mauhourat convient pour ainsi dire seule ; lorsqu'au contraire la forme en est presque indolente, presque sans prurit, on peut recourir avantageusement aux bains fortement sulfureux de Pauze et de César ; et, à mesure que le caractère torpide fait place à une légère excitation, il convient de passer successivement par des bains de force décroissante et même de les suspendre complètement.

Dans les dermatoses accidentelles sèches qui tiennent au genre de nourriture, comme les boissons alcooliques, le régime épicé, l'abus des coquillages, etc., nous avons souvent employé dès l'abord l'eau de Mauhourat à hautes doses, conjointement avec l'eau de César ; à l'extérieur, nous prescrivons les bains du Rocher, des Œufs ou du Petit Saint-Sauveur, lorsqu'il y a des démangeaisons vives, ou bien les bains de César ou de Pauze-Nouveau, quand il n'en existe pas.

Lorsque nous avons affaire à des maladies cutanées résultant d'un état constitutionnel herpétique, nous avons plus particulièrement recours aux sources fortes de la station, dont la sulfuration l'emporte sur leur alcalinité, parce que très-souvent l'on est obligé de provoquer sur la peau une manifestation aiguë, qui résout en quelque sorte la diathèse et la met à découvert. Si ces dermatoses sont accompagnées ou remplacées par une bronchite ou un rhumatisme, c'est à César, aux Espagnols et aux Pauze qu'on a le plus utilement recours ; si la manifestation dartreuse est compliquée de rhumatisme goutteux ou de gastralgie, c'est à Mauhourat.

Dans beaucoup de cas, l'eau de César et des Espagnols est associée à l'eau de Mauhourat ; cette dernière provoque plus spécialement les urines, tandis que les deux autres ont une action plus marquée sur la peau ; il en résulte des effets dépuratifs et des effets substitutifs réunis.

1re *observation*. — 1870. — M..., d'Angoulême, 48 ans. — Est venu pendant huit ans à Cauterets pour une bronchite chronique tuberculeuse. Il vient cette année pour un porrigo decalvans ; du côté des voies respiratoires, rien de particulier, si ce n'est un peu de rudesse dans les inspirations et un peu de submatité aux deux sommets. Traitement : pommade soufrée et camphrée, teinture de colchique ; boit à César jusqu'à deux verres matin et soir, bains à César avec lavage au savon noir et lotions sulfureuses sur la tête, pédiluve à eau courante tous les soirs ; douches tempérées au même établissement. Part guéri.

2e *observation*. — 1873. — Mlle..., d'Agen, 18 ans. — A eu deux fois la rougeole, santé généralement débile, céphalalgies fréquentes avec affaiblissement de la vue, eczéma des fosses nasales, psoriasis guttata sur tout le corps ; bien réglée. Traitement : boit deux verres à César, un verre à Mauhourat, aspirations nasales aux Espagnols, bains à César, puis à la Raillère et enfin au Rocher ; sirop de bulbes de colchique à l'intérieur. Guérison.

3° *observation*. — 5 août 1872. — Mme..., de Lille, 32 ans. — Eczéma depuis l'âge de 14 ans ; n'a jamais eu aucune autre maladie. La dermatose couvre la face, le cou, les mains, le pli des coudes et l'abdomen. Les poussées sont de plus en plus fréquentes et s'accompagnent de violents maux de tête et d'éblouissements ; la malade a toujours froid aux pieds. L'éruption a un caractère vésiculo-pustuleux. Traitement : boit deux verres matin et soir à César et prend une douche en cercle aux Œufs. Au bout de quatre jours, l'éruption, qui était discrète, devient confluente. Alors Mauhourat le matin et César le soir, bains de force décroissante aux Thermes, puis à la Raillère, enfin au Rocher. — Traitement arsenical.

La maladie s'est bien amendée. Mme ... revient l'année suivante et suit un traitement identique. Elle n'est pas revenue depuis. Nous avons appris que la guérison s'est maintenue.

4° *observation*. — 1874. — M..., de Toulouse, 57 ans. — Sujet aux rhumatismes, variole à 32 ans. En 1870, eczéma de la face et du cou et impétigo aux jambes, disparus pendant deux ans sous l'influence de diurétiques. En 1873, récidive très-aiguë et très-étendue. A l'arrivée ici, les deux éruptions sont assez discrètes et il existe peu de prurit. Traitement : teinture de colchique, eau de Mauhourat et de Pauze-Vieux, puis César ; huit bains tempérés de 45 minutes, aux Thermes, puis douze bains à mi-corps aux Thermes ; pédiluve tous les soirs. Part avec une tache large comme une pièce de 20 centimes.

En 1876, ce malade retourne ; nous le traitons par le colchique et les eaux alcalines sulfureuses de Mauhourat et des Œufs, à l'intérieur ; à l'extérieur, bains de baignoire, puis bains de piscine aux Œufs. Part bien guéri.

5ᵉ *observation*. — 1873. — M..., anglais, 40 ans. — Mère très-herpétique ; pendant de longues années, au printemps et à l'automne, poussées furonculeuses. — Depuis cinq ans, eczéma aux deux bras, laryngo-trachéite chronique, psoriasis de la langue, pas d'infection syphilitique. Traitement médical varié (en particulier, arsenicaux).

Traitement à Cauterets : boit à César et à Pauze-Nouveau, douches pulvérisées sur la langue et gargarismes à Pauze-Vieux. Douches tempérées à forte pression aux Thermes, bains à Pauze-Nouveau, suivis d'un humage au même établissement. La saison dure 25 jours. Nous faisons tous les deux jours sur la langue un badigeonnage à la teinture d'iode, répété trois fois coup sur coup. Peu à peu la laryngite s'amende, la voix revient, la langue se dépouille de ses élevures grisâtres et devient rose.

En 1874, le malade revient : même traitement. Succès complet.

XVI

SYPHILIS CONSTITUTIONNELLE. — SATURATION MERCURIELLE. — INTOXICATION PLOMBIQUE

Nous n'avons pas la prétention de dire que les eaux sulfureuses guérissent la syphilis en ce sens qu'elles puissent être substituées aux moyens ordinaires de traitement, mais on ne saurait contester les services immenses qu'elles rendent tous les jours aux malades atteints d'affections très-variées qui se rattachent de près ou de loin au virus syphilitique.

Combien d'entre eux viennent demander à nos sources leur guérison ! Combien d'autres, auxquels elles servent de pierre de touche, qui voient surgir les manifestations d'une maladie qu'ils croyaient disparue à jamais ! Combien d'autres, en proie à tous les accidents de l'intoxication mercurielle, suites de traitements mal faits ou trop prolongés, trouvent dans les eaux les éléments les plus propres à la dissolution au sein des tissus, puis à l'élimination par les sueurs et les urines de l'agent délétère.

En effet, il résulte des expériences de G. Astrié que les hyposulfite et sulfite de soude, comme le sulfure de sodium, exercent une action fluidifiante sur les matières mucoïdes et albuminoïdes, éclaircissent et fluidifient le sang tout en conservant les formes et les propriétés de ses globules, qu'ils dissolvent dans l'albumine de l'œuf et dans le sang le précipité albumino-mercuriel que tend à former le deuto-chlorure de mercure dans l'intoxication mercurielle, et le précipité albuminoplombique dû aux sels de plomb dans l'intoxication saturnine. Il se forme dans ces cas, par suite des réactions ci-dessus énoncées, opérées par l'hyposulfite et le sulfite de soude, des composés albumineux sulfo-hydrargyrique et sulfo-plombique, devenus très-solubles et par suite d'une élimination très-facile (1).

Des résultats de ces expériences découlent tout naturellement les bons effets des eaux sulfureuses contre les accidents de la saturation mercurielle dus à l'emploi prolongé des mercuriaux dans la syphilis ou à l'inspiration des vapeurs mercurielles inhérentes à certaines professions, et contre ceux de l'intoxication plombique. Par eux on se rend facilement compte de l'absence des accidents mercuriels que l'on constate chez les malades soumis à un traitement spécifique de la syphilis, pendant l'administration des eaux sulfureuses.

Or, nous avons vu, d'après M. Filhol, que l'hyposulfite et le sulfite de soude existent en abondance dans les eaux de Cauterets ; leur utilité dans les cas mentionnés ci-dessus ne saurait donc être douteuse. Comme le savant professeur pense avec raison qu'une eau qui renferme ces sels tous formés est préférable à celle qui contient un sulfure, dont la transformation en sulfite dans l'économie constitue une cause d'amoindrissement de l'hématose qu'il est peut-être important d'éviter (2), c'est pour nous un motif de plus qu'on conserve la manière dont nos sources sont captées et conduites.

---

(1) G. Astrié : Mémoire couronné par la Société de médecine de Toulouse en 1853 (grand prix annuel).
(2) Filhol : ouvrage cité, page 286.

Dans les altérations si graves qui caractérisent la cachexie syphilitique, alors que l'altérant mercuriel ne suffit plus, que l'iodure de potassium l'a remplacé et qu'il existe une anémie profonde, un affaiblissement fonctionnel suite de l'action prolongée du virus syphilitique, nos eaux ont encore le grand avantage de réveiller et d'activer les fonctions nutritives et dépuratoires et de pouvoir, par la reconstitution de l'organisme, résoudre les tumeurs, déterger les ulcères, arrêter les caries, éliminer les séquestres, fermer les trajets fistuleux en tarissant leurs sources, etc.

Enfin, la syphilis a des complications dartreuses, scrofuleuses et rhumatismales qui exigent encore et justifient le concours efficace qu'elle emprunte à ces eaux.

Lorsque les malades viennent nous consulter pour une syphilis dont les accidents se révèlent aux sens du médecin, le traitement est assez facile à instituer. Dans ce cas, on commence par tenir compte de la période de la maladie, afin d'administrer, conjointement avec nos eaux sulfureuses, le médicament indiqué (bi-chlorure ou bi-iodure de mercure, iodure de potassium, etc.), pour le cas où le malade n'aurait pas fait un bon traitement ou bien aurait suspendu malencontreusement les prescriptions de son médecin traitant. En pareille circonstance, les eaux sulfureuses ne sont pas un antidote de la diathèse, mais elles permettent, en remontant les forces de l'organisme et en lui donnant plus d'aptitude à l'absorption et à l'excrétion, de rendre le médicament spécial beaucoup plus efficace et plus promptement efficace.

Parmi les sources variées de la station, Mauhourat rend dans ce sens des services signalés, quoiqu'elle ne soit qu'un moyen accessoire, tandis que César, les Espagnols et Pauze, ou même la Raillère, sont, à cause de leur forte sulfuration, les agents principaux. L'absorption du médicament est facile à concevoir, puisque nous avons l'habitude de le faire mêler à l'eau minérale sous forme de sirop.

Les eaux de César et des Espagnols exercent une action puissante, elles provoquent par leur température et leur sulfuration une diaphorèse abondante, lorsqu'on en boit une quantité assez abondante, par exemple deux verres coup sur coup. Dans la syphilis constitutionnelle, on peut, si le malade ne présente aucune contre-indication tirée de dispositions idiosyncrasiques fâcheuses ou d'affections concomitantes, prescrire la boisson minérale à des doses élevées ; il nous est personnellement arrivé d'en faire boire quatre et cinq verres par jour.

Nous voyons souvent des malades atteints de syphilis constitutionnelle qui sont dans un véritable état de marasme pour avoir abusé du mercure ; la cachexie mercurielle les étreint, ils sont en proie à l'anémie, et les manifestations de la diathèse sont ainsi compliquées par l'action nocive du médicament. Dans ces cas, l'eau de Mauhourat vient corroborer l'action de la source de César ou de la source de Pauze, en stimulant les fonctions du tube digestif et en déchargeant l'économie des matériaux provenant des combinaisons ultimes de la nutrition.

Lorsqu'on veut chercher à produire chez un

6

ancien syphilitique les manifestations d'une diathèse que l'on a des motifs de ne pas croire complètement éteinte, ce n'est pas Mauhourat qu'il faut songer à prendre comme agent provocant, comme pierre de touche ; il en est de même lorsque l'on a affaire à une affection de la peau dont le caractère syphilitique est douteux. Dans ces cas-là, il faut recourir aux plus fortes sources de la station, César et les Espagnols ; et encore convient-il d'ajouter à leur action interne la prescription des procédés les plus énergiques à l'aide desquels on les applique au dehors.

Pour ne pas fatiguer le lecteur, nous donnerons seulement quatre observations.

1re *observation*. — 1873. — M..., de Bordeaux, 25 ans. — Scarlatine dans la première enfance, rhumatisme simple à 5 ans, rhumatisme poly-articulaire généralisé, avec péricardite à l'âge de 17 ans. Depuis cette époque, douleurs rhumatismales et sables dans les urines, de temps à autre (une saison à Vichy en 1870) ; acné dorsale et faciale au printemps, sujet aux coryzas et aux bronchites avec oppression, chancre induré en 1871, roséole syphilitique un an après ; en dernier lieu, sarcocèle syphilitique du côté droit, douleurs ostéocopes, exostose au tibia droit. A Cauterets, le malade présente encore quelques manifestations de l'acné dorsale et une plaque muqueuse sur le pilier droit antérieur du pharynx ; il a une laryngite chronique, son poumon gauche est un peu moins perméable à l'air que le poumon droit.

Il a fait antérieurement un traitement mercuriel insignifiant et pris de l'iodure de potassium depuis un mois.

Traitement : gargarismes avec solution de Van Swiéten étendue, une cuillerée de sirop de Boutigny, iodure de potassium à hautes doses. Douches pulvérisées d'eau de César sur le pharynx, humage à Pauze-Nouveau, eau des Espagnols, puis eau de César en boisson, à doses croissantes (4 verres au maximum), 20 bains de 45 minutes, à 35°, six douches générales tempérées, six douches écossaises. Au départ, tout va bien, le testicule droit seul n'est pas entièrement guéri. Le malade fait chez lui deux petites saisons complémentaires avec de l'eau de César exportée et prend de l'iodure de fer. Trois mois et demi après son départ, il nous annonce qu'il est en parfaite santé.

2ᵉ observation. — 1871. — M..., 24 ans. — Depuis 1866, a eu sept uréthrites ; ne se souvient pas d'avoir vu un ulcère syphilitique ; arrive à Cauterets, après avoir fait des traitements sans mercure, et se soigne seul. Plusieurs excoriations et plaques muqueuses dans la bouche, pityriasis capitis abondant, corona Veneris, psoriasis palmaire, céphalées intenses. Ce malade a eu l'imprudence de se faire donner sur le front trois douches de cabinet, pendant 8 ou 10 minutes à chaque fois ; il lui est survenu un violent érysipèle de la face, qui le met en danger de mort. Chûte complète des cheveux.

Traitement de l'érysipèle ; après guérison, traitement de la diathèse, ce dernier consistant en sirop de Boutigny, eau de Mauhourat pendant huit jours, puis eau de Pauze-Vieux et enfin eau de César ; 15 bains à mi-corps, aux Espagnols ; plus tard 10 douches tempérées à César, portant principalement sur la moitié inférieure du corps et finissant par un jet à toute chaleur sur les pieds.

Rétablissement complet, après un mois et demi de soins. L'année suivante, le malade boit à hautes doses, à César-Vieux le matin, aux Espagnols le soir ; il prend des douches écossaises. Aucune manifestation n'apparaît.

3e *observation*. — 1873. — M..., de Bayonne, 32 ans. — Plusieurs saisons à Vichy pour une dyspepsie acide. En 1872, chancre induré, pas de traitement spécifique. Actuellement, herpès du prépuce, roséole, adénite inguinale énorme dans chaque aine ; au cou, les ganglions inférieurs du chapelet de Vénus sont aussi très-volumineux et indurés. Gastralgie.

Traitement : sirop de Boutigny, badigeonnages à la teinture d'iode ; 3 verres à Mauhourat et 2 verres à César chaque jour, avec bains prolongés à César. L'engorgement et l'induration ganglionnaires diminuent, les syphilides disparaissent, après neuf jours de traitement. Dès lors, eau de César seule en boisson, douches tempérées générales, portant principalement sur les adénites inguinales (avec jet brisé), puis douches écossaises sur tout le corps, mais tempérées sur les ganglions.

4e *observation*. — 1874. — M..., d'Agen, 26 ans. — En juin 1872, chancre induré, suivi plus tard d'accidents secondaires ; en octobre 1873, bronchite catarrhale intense, sujet à des rhumatismes articulaires peu prononcés ; a, depuis juin 1874, une sciatique du côté gauche ; grand fumeur de cigarettes, amygdales hypertrophiées, pharyngite glanduleuse, appétit faible, nervosisme très accentué, sommeil très court et très agité. A fait un traitement anti-syphilitique. Le catarrhe devenu chronique est très intense.

Traitement à Cauterets : bromure et iodure de potassium associés, eau de Mauhourat et de César, gargarismes et pédiluves à César, 8 demi-bains suivis d'immersion complète à César ; après cette série de bains, 6 douches tempérées sur tout le corps, finissant par un jet chaud sur la moitié inférieure, puis 10 douches écossaises.

Le malade ne crache plus, dort mieux, n'a plus de sciatique et n'a vu aucun accident syphilitique. Il passe l'hiver suivant à Nice. Dans une marche rapide, par une pluie battante, il s'enrhume : retour du catarrhe, accompagné d'asthme cette fois ; plusieurs plaques muqueuses apparaissent à l'anus, il fait un traitement avec le sirop mixte de Boutigny.

Le 20 juillet 1875, à Cauterets, il ne présente qu'un état catarrhal des bronches, mais avec un peu d'emphysème à la partie inféro-postérieure des deux côtés de la poitrine.

Traitement : César en boisson avec 5 gouttes de liqueur de Fowler chaque jour, 4 douches géné-rales tempérées, 16 bains aux Thermes, suivis chacun d'une douche écossaise. Le malade est tout à fait bien. Recommandation de boire de l'eau de César dans un mois, pendant 25 à 30 jours, de continuer la liqueur de Fowler et de prendre des douches froides pendant le reste de l'été.

XVII

AFFECTIONS SCROFULEUSES.

La scrofule, autre affection constitutionnelle, souvent héréditaire, parfois acquise, se trouve également bien de l'usage des eaux sulfureuses, soit qu'elle ne se traduise encore que par l'ensemble des caractères et des dispositions morbides propres au lymphatisme, sans lésions spéciales bien apparentes, soit qu'elle se dessine par une lésion isolée ou plusieurs lésions non douteuses sur le même sujet, soit enfin qu'elle se signale par les symptômes graves et multipliés dus à une altération profonde de la constitution. Cauterets a pour tous ces degrés les ressources les plus variées, soit qu'on s'adresse aux vertus, on peut dire populaires, de César, de Pauze et du Pré, soit que des indications particulières fassent préférer Mauhourat, la Raillère, le Petit-Saint-Sauveur ou le Bois.

C'est en modifiant profondément l'organisme que ces eaux réussissent ; il convient donc d'y recourir de bonne heure, dans l'enfance surtout, qui se prête si bien aux transformations de la matière, et d'insister sur les traitements prolongés et répétés : car il ne faut pas s'attendre à des résultats immédiats, mais bien compter sur des effets consécutifs, dans une affection aussi foncièrement constitutionnelle.

Les manifestations extérieures de la maladie se ressentent évidemment de cette action générale, mais quelques-unes de nos sources ont aussi des propriétés éminemment résolutives, détersives et éliminatrices, qui les modifient encore directement et efficacement.

Les bains de natation dans la grande piscine des Œufs, en réunissant les avantages de la gymnastique et les effets curateurs de l'eau minérale, nous rendent chaque année des services signalés dans le traitement de cette diathèse.

Les eaux de Pauze-Vieux, des Espagnols et de César ont une action bien plus énergique et bien plus durable que les autres. Lors donc qu'il ne se présentera aucune indication particulière qui légitime la prescription de la Raillère, de Mauhourat, du Petit-Sauveur ou du Bois, comme un certain état d'anémie compliqué de bronchite, de dyspepsie, d'éréthisme nerveux, de rhumatisme sub-aigu, il conviendra d'ordonner expressément les sources puissantes du groupe de l'Est.

1re *observation*. — 1871. — M..., de Brest, 17 ans. — Aucune maladie dans les premières années de la vie ; vers l'âge de 5 ans, kératite ulcéreuse double ; rien jusqu'à 9 ans. A partir de 9 ans, fièvre typhoïde et plus tard manifestations scrofuleuses fréquentes, telles que coryza ulcéreux, kératites répétées aux deux yeux, érysipèles limités aux joues, sans extension vers la tête et sans fièvre, et disparaissant au bout de quelques jours ; deux violentes épistaxis au printemps de 1871 ; craquements douloureux dans l'articulation coxofémorale droite, difficulté pour marcher.

Traitement : iodure de fer, sirop de Portal dans l'eau minérale, César et Mauhourat en boisson, aspirations nasales à Pauze-Vieux ; 8 pédiluves et 8 demi-bains à César ; plus tard, 4 grandes douches tempérées, puis 6 douches écossaisses et, enfin 4 douches froides, portant toutes d'une manière plus spéciale et à jet plein sur l'articulation malade. Ce jeune homme part dans des conditions très bonnes.

Après la saison, en hiver, il se produit encore quelques coryzas, mais de forme plus simple, et une seule kératite. L'année suivante, seconde saison à Cauterets : même traitement interne ; bains de piscine aux Œufs, douches écossaises·aux Thermes. Etat de santé excellent. Ce client n'est pas revenu dans la station.

2ᵐᵉ *observation*. — 1870. — M..., de Poitiers, 36 ans. — Voilà un malade qui a éprouvé bien des misères ; on peut en juger en lisant ce qui suit. Trois attaques de rhumatisme poly-articulaire fébrile (à 16, à 23 et à 30 ans), est allé à Luchon à l'âge de 21 ans ; acné dorsale presque constamment, souvent du prurigo aux deux poignets, angine couënneuse à 32 ans, iritis à 33 ans (saison à Aix-les-Bains, amenant quelques résultats) ; en novembre 1869 (à l'âge de 35 ans), bronchite capillaire, dont il reste encore des atteintes à l'état chronique, tœnia au printemps de 1870 ; ozène très odorant depuis plusieurs années. — L'atavisme est entaché de syphilis et de scrofule ; un frère, atteint de coxalgie dès l'enfance, est mort à 25 ans d'une carie des côtes et d'une caverne au poumon gauche.

Traitement : sirop de Portal ioduré dans l'eau minérale, iodure de fer à très-petites doses au moment des repas ; eau de César et de Mauhourat (jusqu'à 3 verres de chaque quotidiennement) ; aspirations nasales à la buvette des Espagnols et bains de piscine, pendant la première semaine. Les éruptions ont disparu, la bronchite s'amende, les fosses nasales sécrètent abondamment mais l'odeur nauséabonde s'en va graduellement. Dans la deuxième semaine, eau de César seule, mêmes aspirations aux Espagnols, douches générales, tempérées sur tout le corps, très-chaudes sur les pieds. Troisième semaine, bains de piscine et douches écossaises aux Œufs, aspirations nasales aux Espagnols.

Le malade s'en va avec une améloration considérable. Il retourne en 1871, boit de l'eau de César et ne prend que des douches écossaises aux Thermes. Il part en bon état et ne revient plus à Cauterets.

3e *observation*. — 1870. — M..., de Paris, 9 ans. — Mère rhumatisante et hystérique, sujette aux bronchites ; pas de renseignements sur le père ; la nourrice était très-herpétique. Cet enfant a un coryza ulcéreux et une carie du vomer, un herpès labialis très-prononcé et une arthrite scrofuleuse au coude gauche, qui l'empêche de mouvoir l'avant-bras sur le bras (l'arthrite existe depuis un an, aucun traitement n'a réussi).

Traitement à Cauterets : sirop de Dussart, eau de César matin et soir, aspirations nasales quotidiennes à César, 4 bains à César, puis 4 douches de cabinet à César, tempérées, en arrosoir, portant sur tout le corps, le coude malade étant excepté. Après 8 jours de traitement, un verre d'eau de César le matin, un verre de Mauhourat le soir, aspirations nasales aux Thermes ; nous faisons prendre 4 bains et 4 douches comme ci-dessus, mais avec alternance et non plus par séries ; pendant la douche, il est alors prescrit de frapper le coude malade sur toute

sa circonférence. Cet enfant part avec la liberté de
ses mouvements, l'articulation est encore un peu
raide, mais l'avant-bras peut se replier et s'étendre
sur le bras. Prescription de bains de mer dans la
Méditerranée.

XVIII

AFFECTIONS CHIRURGICALES

Nous avons vu, en parlant de la scrofule, quels
effets l'on peut obtenir de nos eaux contre ses
manifestations, même contre celles qui sont du
ressort de la pathologie externe ; il n'est donc pas
étonnant qu'elles guérissent des maladies purement chirurgicales. Nos sources de César et des
Espagnols, du Pré, de Pauze-Vieux sont très-
avantageusement utilisées contre les vieilles ar-
thrites, les luxations anciennes, les fosses anky
loses, les entorses chroniques, les tumeurs de
diverses natures, les fractures mal réduites, les cals
volumineux, les rétractions musculaires, les gan
glions engorgés, les ulcères variqueux, calleux, fistu
leux, avec maladie des os, telles que nécrose et carie

Depuis que nous exerçons à Cauterets, nous
avons soigné un assez grand nombre de malades
porteurs d'affections variées et nous pouvons
affirmer, sans vouloir faire passer nos eaux avan
celles des autres stations, qu'elles produisent des
résultats excellents. Nous terminons notre étude
déjà un peu longue, par deux observations.

1re *observation*. — 1871. — M..., de Bordeaux
27 ans. — En sept ans, trois entorses portant su
l'articulation tibio-tarsienne droite ; la dernièr
fois, l'entorse est mal réduite, il reste un gonfle

ment douloureux permanent, le malade ne peut pas se servir de son pied. Un mois après la cessation des symptômes aigus, il vient à Cauterets. Traitement : 4 bains à César ; à la fin de chaque bain, douche de cabinet, tempérée, sur l'articulation malade. Il survient un peu d'amélioration. Alors 18 grandes douches écossaises locales. Le malade marche très-bien ; nous lui recommandons de prendre chez lui une douzaine de douches froides.

2e observation. — 1873. — Un jeune homme de 16 ans fait une chute en mars, cette année ; le genou gauche se heurte contre une marche d'escalier, il survient une arthrite aiguë, qui est soignée avec beaucoup de tact et d'assiduité. Mais le malade se lève trop tôt, fait des marches trop prolongées pour son état ; il en résulte une rechute sub-aiguë ; malgré des soins excellents, le genou reste volumineux, empâté, douloureux, la marche est impossible. Ce malade se fait traîner jusqu'à Cauterets.

Traitement : 5 douches à jet brisé, de 35 degrés, sur tout le corps, précédées chacune par une douche à jet brisé, de 30 degrés, sur le genou malade ; plus tard, l'empâtement ayant diminué, nous faisons prendre 5 douches locales à jet plein et à 25 degrés, suivies chacune d'une grande douche comme ci-dessus. Nous terminons le traitement par 16 douches écossaises générales et locales. Il ne reste aucune trace de l'arthrite.

Il est inutile de multiplier les exemples ; si nous racontions, pour chaque ordre de maladies dont il est question dans ce travail, tous les bons résultats que nous obtenons chaque année, nous n'en finirions pas, et le lecteur aurait mis depuis longtemps le livre de côté.

TABLE DES MATIÈRES.

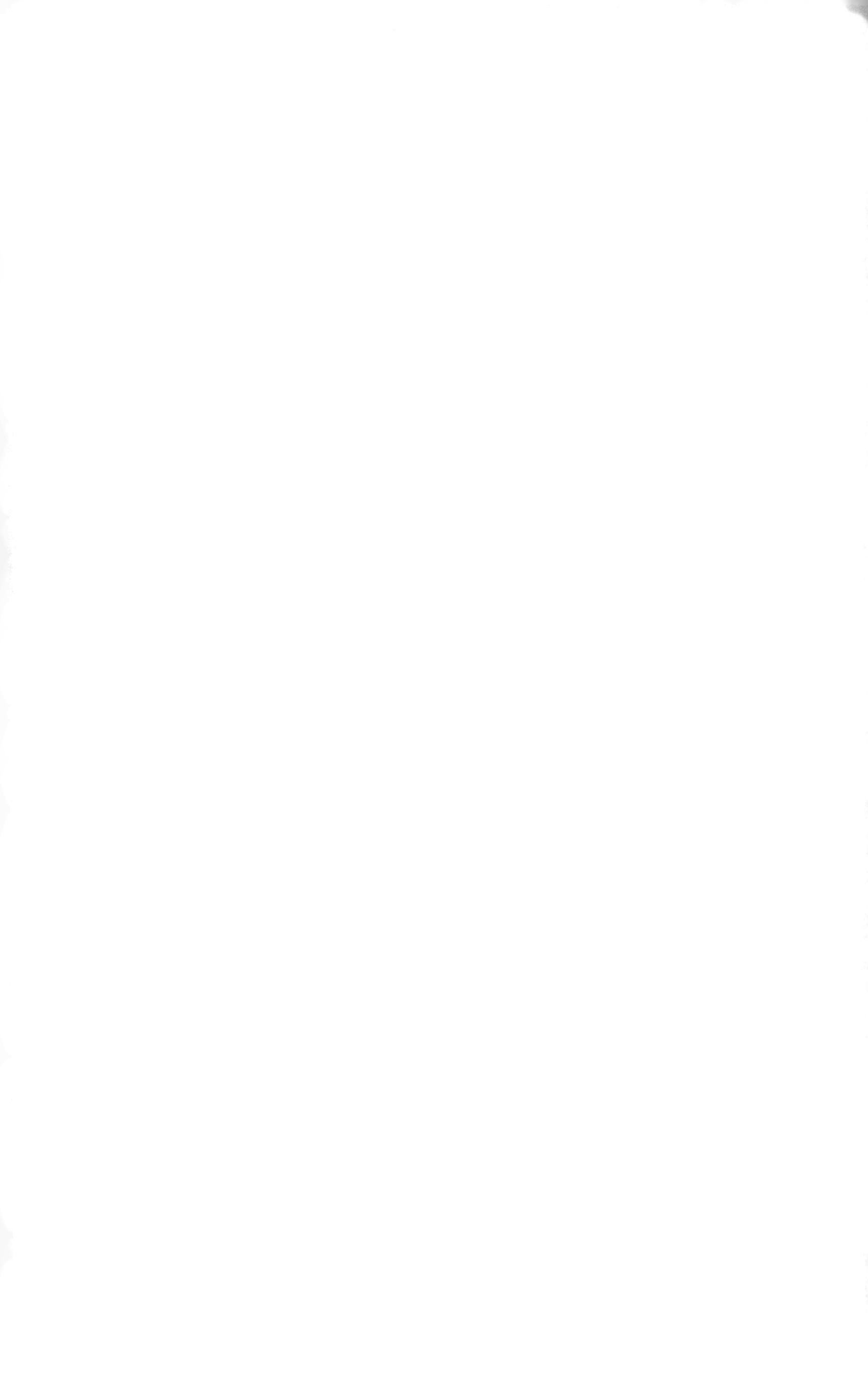